Informatik-Fachberichte

Herausgegeben von W. Brauer
im Auftrag der Gesellschaft für Informatik (GI)

51

Guido Pfeiffer

Erzeugung interaktiver Bildverarbeitungssysteme im Dialog

Konzepte, Entwurf und Implementierung
eines Dialogsystems für die Bildverarbeitung
in der Medizin

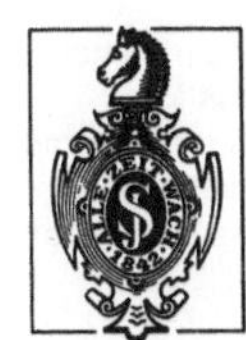

Springer-Verlag
Berlin Heidelberg New York 1982

Autor

Guido Pfeiffer
Deutsches Elektronen-Synchroton
Notkestraße 85, 2000 Hamburg 52

AMS Subject Classifications (1979): 68B99
CR Subject Classifications (1981): 4.12, 4.22

ISBN-13:978-3-540-11181-8   e-ISBN-13:978-3-642-68352-7
DOI: 10.1007/978-3-642-68352-7

2145/3140 – 5 4 3 2 1 0

Die Informatik ist eine noch vergleichsweise junge Wissenschaft,
die aber bereits vielfältige Anwendung in den unterschiedlichsten
Bereichen findet. In der Medizin hat sie eines ihrer vielsei-
tigsten, aber auch schwierigsten Anwendungsgebiete. In den letzten
Jahren ist ein starkes Eindringen von Informatikmethoden in fast
alle Zweige der Medizin zu beobachten. Es gibt kaum eine medizinische Disziplin, für die nicht in irgendeiner Form eine Infor-
matikanwendung beschrieben wurde.

Der Aufbau leistungsfähiger, in der Routine einsetzbarer informationsverarbeitender Systeme stösst in der Praxis jedoch häufig auf
Schwierigkeiten, die in den Eigenarten des Gebietes Medizin begründet sind. Nichttriviale medizinische Probleme sind meistens
durch hohe Komplexität und schwere Formalisierbarkeit gekennzeichnet. Generelle Lösungen in dem Sinne, dass ein informationsverarbeitendes System aus einer formalen Beschreibung einer nichttrivialen medizinischen Fragestellung automatisch eine korrekte
Lösung erzeugt, sind in absehbarer Zeit nicht zu erwarten.

Erfolgversprechender erscheint der Ansatz, die Anwendung der Informatik in der Medizin auf einwandfrei formalisierbare Problemstruk-
turen zu beschränken, hierfür Lösungsmethoden zu erarbeiten und
diese den anderen, in der Medizin bereits vorhandenen, nicht auf
der Informatik beruhenden Methoden hinzuzufügen. Die eigentliche
Durchdringung des medizinischen Problems verbleibt beim Arzt, seinem Fachwissen und seiner richtigen Anwendung der Gesamtheit der
bereitstehenden Methoden.

Bei Letzterem kann die Informatik keine Hilfestellung geben. Sie
kann jedoch - soweit Methoden der Informatik angewandt werden -
diese in einer für den Arzt geeigneten Form zur Verfügung stellen.
Die Methodik der Problemlösung in der Medizin ist weitgehend durch
die Form des Dialogs gekennzeichnet. Deshalb ist es naheliegend,
die Entwicklung informationsverarbeitender Methoden auf der Basis
der in der Informatik bekannten Dialogsysteme zu versuchen.

An dieser Stelle setzt die vorliegende Arbeit ein. In unserer
Forschungsgruppe wird derzeit in einem grösseren Projekt ein allgemeines medizinisches Bildverarbeitungssystem aufgebaut. Auf diesem Gebiet erweist sich die Übertragung informationsverarbeitender
Methoden auf medizinische Fragestellungen als besonders erfolgreich. Als ein Teil des Gesamtprojektes war unter anderem eine
geeignete Grundlage für ein Softwaresystem zu entwickeln, und daraus entstand das Dialogsystem XDS, dessen wesentlichen Konzepte in
dieser Arbeit vorgestellt und diskutiert werden.

Der Anlass für die Entwicklung des Systems XDS basiert zwar auf
speziellen Bedürfnissen der medizinischen Anwendung, seine Anwen-
dungsmöglichkeit ist jedoch keineswegs auf den Bereich der Medizin
und nicht einmal ausschliesslich auf den Bereich der Bildverarbei-

tung beschränkt. In XDS treten keine typisch medizinischen Sprachkonstruktionen auf. Ebensowenig wie etwa die Röntgentechnik eine
eigene Erfindung der Medizin war, leistet die Medizin einen eigen-
ständigen Beitrag zur Entwicklung von Programmier- oder Dialogsprachenkonzepten in der Informatik. Das medizinische Umfeld definiert
lediglich charakteristische Randbedingungen, denen das System
genügen muss bzw. steckt den Rahmen ab, in dem die Systement-
wicklung zu erfolgen hat. Diese sollte sich dann jedoch ausschliesslich an den Prinzipien und Erkenntnissen der Informatik
orientieren. Da in vielen anderen Bereichen vergleichbare Randbedingungen vorliegen, können deshalb die in dieser Arbeit vorgestellten Konzepte und Überlegungen durchaus auch im nicht medizinischen Bereich interessant sein.

ZUSAMMENFASSUNG
=================

Im vorliegenden Bericht wird ein allgemeines Dialogsystem für den
Aufbau dedizierter, interaktiver Bildverarbeitungssysteme beschrieben. Die Motivation für die Entwicklung des Systems ergab
sich aus der Aufgabe, Methoden der Informatik, insbesondere der
Bildverarbeitung auf medizinische Problemkreise anzuwenden. Für
dieses Anwendungsgebiet der Informatik werden exemplarisch Konzepte, sowie der Entwurf und die Implementierung des Dialogsystem
XDS dargestellt und diskutiert.

Ausgehend von typischen, durch das medizinische Umfeld vorgegebenen
Randbedingungen und der Kritik an existierenden Systemlösungen wird
die Notwendigkeit eines flexiblen, allgemeinen Dialogsystems begründet. Grundlage sind die bekannten Dialogsprachen, die in ihrer
gegenwärtigen Form jedoch nicht allen Anforderungen der Bildverarbeitung genügen. Drei Kriterien sind - neben anderen - bei der Entwicklung eines Bildverarbeitungssystems in besonderem Masse zu beachten: Anpassung an Effizienzforderungen, an heterogene Hardware
und Anwendungen und Anpassung an verschiedenartige Benutzergruppen.

Da die geforderte Effizienz mit der in Dialogsprachen üblichen interpretativen Ausführung allein nicht zu erzielen ist, wird eine
Aufteilung in unterschiedliche Sprachebenen eingeführt: Interpretation im Dialog, Compilation von Dialogprogrammen und effiziente
maschinennahe Programmmierung. Letzte Ebene ist durch die neu entwickelte Implementierungssprache SIMPL11 realisiert, die auch zur
Implementierung des Systems selbst dient.

Um eine Anpassung an unterschiedliche Hardware und Anwendungen zu
gewährleisten, sind Systemerweiterungsmöglichkeiten notwendig. Ein
unvollständiger aber allgemeiner Systemkern wird durch eine spezielle Hülle zu dem jeweiligen Anwendungssystem ergänzt. Ein zent-
rales Problem ist dabei die Kopplung von Kern und Hülle, die - um
eine einfache Anpassung zu erreichen - ohne Eingriffe in das
Kernsystem erfolgen soll. Deswegen werden alle in der jeweiligen
Anwendungshülle enthaltenen Objekte als "externe Datenobjekte" bzw.
"externe ausführbare Objekte" definiert. Hierdurch lassen sich
Systemerweiterungen bzw. -änderungen relativ einfach über die Anwendungshülle - ohne Eingriff in das Kernsystem - durchführen.

Zur Beschreibung von Steuerungsfunktionen aller Art, vornehmlich
von Hardwarekomponenten und Betriebsystemdienstleistungen wird ein
allgemeines Kommandokonzept entwickelt. Es gestattet einen sehr
flexiblen Aufbau benutzerfreundlicher und problemorientierter Kommandostrukturen.

Als Beispiel für die Möglichkeiten von XDS wird der Aufbau anwendungsorientierter Systemumgebungen demonstriert. Im Vordergrund
steht dabei die Integration spezieller technologischer Komponenten,
wie Sichtgeräten, Bildschirm-Interaktionsgeräten und die Erzeugung
einer Menu-Technik. Zum Abschluss werden die Grundzüge der bei der
Implementierung des Systemkerns verwendeten Konzepte diskutiert.

DANKSAGUNG
==========

Diese Arbeit entstand im Rahmen der Zusammenarbeit des Deutschen
Elektronen-Synchrotrons DESY mit dem Universitätskrankenhaus Ham-
burg-Eppendorf (UKE). Dem Betreuer dieser Zusammenarbeit Herrn
Prof. Dr. K.H. Höhne danke ich für die Anregung zu dieser Arbeit
und deren fortlaufende Unterstützung. Gleichermassen gilt mein Dank
Herrn Prof. Dr. H. Schopper, stellvertretend für das Direktorium
des Deutschen Elektronen-Synchrotrons für die tatkräftige Förderung
des DESY/UKE-Projektes.

Mein besonderer Dank gilt Herrn Prof. Dr. W. Brauer, der die Arbeit
von der Informatikseite betreut hat, für die vielen Anregungen,
steten Ermunterungen und fruchtbaren Diskussionen.

Herrn Prof. Dr. I. Kupka danke ich für wertvolle Hinweise und Hilfestellungen während der Entstehungsphase der Arbeit.

Herrn Dr. D. P. Pretschner von der Medizinischen Hochschule Hannover (Abt. Nuklearmedizin) danke ich für die interessante und
fruchtbare Zusammenarbeit beim Aufbau eines interaktiven Systems
für die nuklearmedizinische Anwendung.

Den Mitgliedern unserer Forschungsgruppe danke ich für viele Diskussionen und Anregungen, insbesondere Herrn M. Böhm, Herrn K.Dahl-
mann und Herrn Dr. W.-R. Dix danke ich für die kritische Durchsicht
des Manuskripts.

I N H A L T
============

EINLEITUNG
==========

Die digitale Verarbeitung von Bildern findet in den letzten Jahren
eine zunehmend weite Verbreitung. Während ursprünglich hauptsächlich das Auffinden geeigneter Verarbeitungsalgorithmen im Vordergrund stand, zeichnet sich inzwischen immer mehr die Notwendigkeit ab, vorhandene Algorithmen in ein einheitliches System zu
integrieren, so dass sie vom Benutzer einfach, schnell und mit
einem möglichst hohen Grad von Allgemeinheit anzuwenden sind. In
den letzten Jahren wurde eine ganze Reihe derartiger Bildverarbeitungssysteme für die unterschiedlichsten Anwendungen publiziert
(vgl. etwa BOLC und KULPA 1981 oder PRESTON 1980).

Ganz grob kann man ein Bildverarbeitungssystem als aus drei Teilen
bestehend ansehen (Abb. 1), nämlich
    - dem Hardware-Teil,
    - dem Systemsoftware-Teil und
    - dem algorithmischen Teil.

	Röntgen- Diagnostik	Nuklear- medizin	Ultraschall- Diagnostik	...
Problemlöser, System- programmierer				
Aktive Anwendungs- programmierer	ALGORITHMEN			
Motivierte, passive Benutzer	SYSTEM - SOFTWARE			
Unmotivierte, gelegentliche Benutzer	HARDWARE			

Abb. 1

Der Hardware-Teil besteht aus der eigentlichen Maschine und dedizierten Prozessoren, z.B. für die Bilderzeugung, eine effiziente Weiterverarbeitung oder verschiedene Verfahren der Bilddarstellung. Auf diesem Gebiet der Hardware wurde bereits sehr viel an Entwicklungsarbeit geleistet.

Am schwierigsten und bisher wohl am wenigsten gelöst ist zweifellos die oberste, die algorithmische Ebene. Auf dieses seinerseits sehr umfangreiche Gebiet wird allerdings hier nicht näher eingegangen. Die Arbeit konzentriert sich vielmehr auf den mittleren Teil der System-Software, der bisher vergleichsweise wenig Beachtung geschenkt wurde.

Deren Aufgabe ist es ein Interface zu schaffen, und zwar

- nach unten zur Hardware hin,
- nach oben zur algorithmischen Ebene hin und
- nach aussen zum Benutzer hin.

D.h. es sollten geeignete Möglichkeiten vorgesehen werden

- für die Steuerung der meist komplexen Hardware-Funktionen,
- für die Erzeugung und Integration von Algorithmen,
- und diese Möglichkeiten sollten auf einfache Weise im Dialog benutzbar sein.

Betrachtet man weiterhin die Anwendung der Bildverarbeitung in der Medizin, so ergeben sich aus dem medizinischen Umfeld, in dem Bildverarbeitung betrieben wird, weitere Probleme. Zum Einen nämlich existiert ein breites Spektrum unterschiedlicher Anwendungen, z.B.

- in der Röntgen-Diagnostik,
- der Nuklearmedizin,
- der Ultraschall-Diagnostik,
- der Computer-Tomographie, usw.

Auf der technischen - der Hardware-Ebene - können nun innerhalb dieser Anwendungen teilweise beträchtliche Unterschiede auftreten, während auf der oberen - der algorithmischen Ebene - häufig gleiche Methoden auf Bilder unterschiedlicher Herkunft angewandt werden können, etwa Filter-Techniken, Darstellungsverbesserungen oder die Erzeugung parametrischer Bilder, usw.

Ausser diesem breiten Anwendungsspektrum sind zusätzlich sehr verschiedenartige Benutzergruppen zu beachten. Diese reichen von sog. Problemlösern oder Systemprogramierern bis hin zu unmotivierten oder gelegentlichen Benutzern. In der ersten Gruppe werden hauptsächlich ausgebildete Informatiker vertreten sein. Bei der letzteren Gruppe können i.A. keinerlei Vorkenntnisse über Rechnersysteme vorausgesetzt werden. Sie wird ein Bildverarbeitungssystem lediglich per Knopfdruck im Routinebetrieb benutzen wollen. Dazwischen gibt es noch weitere Anwendertypen mit mehr oder weniger Vorkenntnissen bzw. Motivation, sich mit der Informatikseite zu beschäftigen.

Wenn man nun ein etwas allgemeineres System - und kein Spezialsystem - anstrebt, dann müssen diese Randbedingungen hinsichtlich unterschiedlicher Anwendungen als auch verschiedenartiger Benutzergruppen entsprechend berücksichtigt werden. Die Aufgabe besteht also darin,

- zum Einen - sozusagen in der Breite - eine möglichst hohe Austauschbarkeit für viele unterschiedliche Anwendungen zu gewährleisten und
- zum Anderen - sozusagen in der Tiefe - die unterschiedlichen Bedürfnisse der einzelnen Benutzertypen zu befriedigen.

Oder, um dies noch einmal ander herum zu verdeutlichen: Es kommt darauf an, den mittleren Systemteil so zu konzipieren, dass er möglichst unabhängig ist

- von der Basis-Hardware,
- von den anwendungsorientierten Algorithmen,
- als auch von den das Gesamtsystem bedienenden Anwendern.

Es ist klar, dass dieses Ziel nicht vollständig und in voller Allgemeinheit zu erreichen sein wird. Prüft man einmal vorhandene Systeme unter diesen Gesichtspunkten, so ist festzustellen, dass derzeit keines mit der geforderten Allgemeinheit und Flexibilität existiert. Ein wesentliches Charakteristikum der existierenden Systeme ist,

- dass sie von einer dedizierten, vorgegebenen Anwendung ausgehen,
- dafür eine häufig sehr grosse Anzahl von mehr oder weniger modularen Anwendungsprogrammen bereitstellen,
- in Verbindung mit einer an dieser Anwendung orientierten Spezial-Hardware,
- und darüber sitzt ein kleiner und relativ dünner Systemkopf.

Die Hauptarbeit steckt in der Entwicklung der Hardware als auch der Anwendungsprogramme, weniger in der Entwicklung eines leistungsfähigen Systems, so wie wir es anstreben. Gemessen an den Erkenntnissen aus neueren Programmier-, Kommando- oder Dialogsprachen haben existierende Systeme eine Reihe gravierender Nachteile:

- Sie sind zu spezialisiert und unflexibel,
- besitzen ein festen und i.A. zu starres Kommando-Format.
- Höhere Sprachstrukturen sind nur rudimentär vorhanden,
- in einer oft reichlich archaischen Syntax,
- und gemessen an den seit längerem bekannten Dialogsprachen sind die interaktiven Elemente eher unzulänglich.

Das bereits angesprochene Ziel, ein System so zu konzipieren, dass möglichst vielseitige Anwendungsmöglichkeiten gewährleistet sind, läuft notwendigerweise auf irgendwelche Erweiterungs-Mechanismen hinaus. Vor ca. 10 Jahren noch fanden die sog. erweiterbaren Sprachen eine starke Beachtung. Inzwischen ist man da etwas vorsichtiger geworden, und heute herrscht eine weitgehende Übereinstimmung darüber, dass man sich hinsichtlich von Spracherweiterungen auf wenige, aber leistungsfähige und vor allem ungefährliche Konzepte beschränken sollte. Was sich als brauchbar durchgesetzt hat, sind im Wesentlichen Erweiterungen von Operationen durch Prozeduren oder Macros und die Datenabstraktion. Aus einfach strukturierten Anweisungen oder Datenobjekten erzeugt man dabei komplexere Gebilde. Was hier im Zusammenhang wichtig ist, ist dass es sich bei diesen Erweiterungen sozusagen um Erweiterungen von unten nach oben handelt.

Es wird jedoch noch etwas Anderes benötigt. In ihrem Artikel "Toward Relaxing Assumptions in Languages and their Implementations" sprechen SHAW und WULF (1980) in Analogie zu dieser Aufwärts-Erweiterbarkeit von einer Erweiterbarkeit von oben nach unten.

Darunter ist kurz zusammengefasst Folgendes zu verstehen: in jeder Sprache müssen auf der untersten Ebene eine Reihe von Implementierungs-Entscheidungen getroffen werden, z.B. zur Kontrolle der Schleifenausführung, den Zugriff zu Array-Elementen oder die Speicherverwaltung. An diese Dinge kommt man als Anwender nicht heran, und normalerweise braucht man dies auch gar nicht.

In einigen besonderen Fällen jedoch - so argumentieren SHAW und WULF -, z.B. bei der letzten Optimierung fertiger Programme, wäre es durchaus wünschenswert, wenn man auf diese "Default"-Entscheidungen Einfluss nehmen könnte und wenn man an die Implementierungs-Ebene noch heran käme. Dass man derartige Möglichkeiten bei den vorhandenen Sprachen überwiegend nicht hat, ist sicher mit ein Grund dafür, dass Assembler-Sprachen immer noch so weit verbreitet sind.

In unserem Falle bedeutet diese nach unten Erweiterbarkeit ganz konkret:

- die Möglichkeit der Anpassung an heterogene, dedizierte Hardwaregeräte,
- die Adaptierbarkeit an unterschiedliche Anwendungen,
- die Möglichkeit zur Erzielung höchster Ausführungseffizienz - in Anbetracht der in der Bildverarbeitung auftretenden sehr hohen Datenraten und Datenmengen
- und schliesslich Erweiterungen das System selbst betreffend.

Was also anzustreben ist, ist die Aufteilung in ein offenes und bewusst unvollständiges Kernsystem und in einen Rest, der je nach Bedarf und Anwendung in dieses zunächst noch unvollständige Kernsystem eingebaut wird - durch solche nach unten Erweiterungen.

Diese Forderung nach Kontrollierbarkeit des Systems auf der Imple-

mentierungsebene, um Erweiterungen zu ermöglichen als auch um eine
(bei Bedarf) hohe Effizienz zu gewährleisten, hat einen entschei-
denen Einfluss auf die Gesamtstruktur des hier vorgestellten Dialogsystems ausgeübt.

ÜBERSICHT
=========

Die Arbeit gliedert sich in drei Hauptteile mit insgesamt sieben
Kapiteln.

Der _erste Teil_ ist eine Einführung in die Problematik aus der
Sicht der medizinischen Anwendung (Kap. 1) als auch von seiten der
Informatik (Kap. 2). Im ersten Kapitel wird zunächst die Beziehung
zwischen Informatik und Medizin untersucht. Dazu wird auf die Bedeutung des Dialogs in der medizinischen Diagnostik hingewiesen, es
werden einige Beispiele für Anwendungen der Bildverarbeitung in der
Medizin gegeben, Randbedingungen des medizinischen Umfeldes diskutiert und zum Abschluss konkrete Anforderungen für ein interaktives Bildverarbeitungssystem aufgestellt.

Kapitel 2 enthält eine knappe Darstellung der Charakteristiken
existierender Dialogsysteme. Es werden insbesondere unterschiedliche Ausführungstechniken diskutiert, Dialogsysteme aus dem medizinischen Anwendungsbereich vorgestellt und die Grenzen von Dialogsystemen aufgezeigt.

Im _zweiten Teil_ werden die grundlegenden Konzepte des Dialogsystems XDS entwickelt (Kap. 3,4) und anschliessend die wesentlichen Sprachelemente vorgestellt (Kap. 5). Kapitel 3 beschreibt
wichtige Entwurfskriterien wie Möglichkeiten für Systemerweiterungen, Forderungen nach Effizienz und Kriterien für den Sprachkern.

Die allgemeine Struktur des Systems XDS wird in Kapitel 4 genauer
dargestellt. Wesentlich ist die Aufspaltung in verschiedene Sprachebenen, insbesondere in eine niedere Implementierungsebene
(SIMPL11) und in eine höhere Dialog- und Anwendungsebene. Es wird
gezeigt, dass durch die Einführung externer Programm- und Datenobjekte die anwendungsspezifischen Systemkomponenten nicht von vornherein im Dialogsystem enthalten sein müssen, sondern erst nachträglich in das Basisdialogsystem integriert werden können. Die aus
den Sprachebenen sich ergebenden Konsequenzen für verschiedene Benutzergruppen als auch für den Aufbau spezieller Anwendungssysteme

werden diskutiert.

Im Überblick über die Sprachelemente in Kapitel 5 werden neu eingeführte Sprachkonzepte detailliert dargestellt, während als bekannt vorausgesetzte Konzepte der Vollständigkeit halber nur erwähnt werden. Nach einer kurzen Darstellung von Datenobjekten und Kontrollstrukturen wird die Bildung von Ausdrücken analog zur niederen Programmiersprache SIMPL11 entwickelt. Eine Verallgemeinerung der Parameterkonzeption in Prozeduren führt zu einem leistungsfähigen Kommandokonzept. Die Bedeutung von Kommandos für die Realisierung allgemeiner Steuerungsfunktionen wird dargelegt. Es folgt die Beschreibung dialogspezifischer Sprachelemente. Reflexive Dialogobjekte und Interaktivitäten, insbesondere die Programmerzeugung (Editierung) und aktuelle Eingaben, werden genauer diskutiert.

Der _dritte Teil_ beschreibt den Aufbau anwendungsorientierter Systeme mit Hilfe von XDS (Kap. 6). Im Vordergrund steht dabei die Integration spezieller Hardwarekomponenten in das Grundsystem. Als Beispiel werden die Integration von Sichtgeräten, graphischen Kommandos, Interaktionsgeräten (Lichtgriffel und Rollkugel) und der Aufbau der Menu-Technik beschrieben. Des weiteren werden Probleme bei der Adaptierung an andere Anwendungsbereiche und der Aufbau eines kommandoverarbeitenden Systems für eine spezielle Anwendung in der Nuklearmedizin diskutiert. Zum Abschluss des Kapitels folgt ein Vorschlag für den Aufbau einfacher Betriebssysteme mit Hilfe der im Dialogsystem XDS entwickelten Konzepte.

Kapitel 7 gibt einen kurzen Überblick über die Implementation von XDS. Die Übersetzungs- und Ausführungstechnik des Interpreters, die Repräsentation von Dialogobjekten und die Verwaltung des Arbeitsspeichers werden - ohne auf Implementierungsdetails einzugehen - beschrieben. Zur Veranschaulichung folgt als Beispiel eine genauere Darstellung der Implementation von Menus.

1. ALLGEMEINE ASPEKTE DER BILDVERARBEITUNG IN DER MEDIZIN

1.1 INFORMATIK IN DER MEDIZIN

"Medizin ist die Wissenschaft von gesunden und kranken Lebewesen, von Ursachen, Erscheinungen, Auswirkungen ihrer Krankheiten, ihrer Erkennung, Heilung und Verhütung."
(PSYCHREMBEL, medizinisches Wörterbuch)

"Informatik ist Studium der Möglichkeiten, Methoden und Hilfsmittel zur automatischen, nach vorgegebenen Regeln ablaufenden Verarbeitung symbolischen, durch Abstraktion aus der Realität gewonnenen Materials, d.h. zur Mechanisierung von Tätigkeiten, die bisher gemeinhin als geistig bezeichnet wurden."
(K. SAMELSON, GI-Jahrestagung, Berlin 1978)

Die vorliegende Arbeit beschäftigt sich mit einem kleinen Teilgebiet der Informatik und dessen Anwendung auf einen kleinen Problembereich der Medizin. Bevor auf das eigentliche Thema eingegangen wird, soll versucht werden, einige Beziehungen zwischen Medizin und Informatik darzulegen bzw. die Rolle der Informatik in der Medizin aufzuzeigen. Natürlich können wegen ihrer Vielzahl nicht alle Wechselbeziehungen zwischen Medizin und Informatik hier im Detail diskutiert werden, denn die Verbindung der beiden Bereiche stellt heute schliesslich bereits ein eigenes Forschungsgebiet dar (vgl. WINGERT 1979). Es sollen vielmehr nur diejenigen Aspekte angesprochen werden, die direkt im Zusammenhang mit dem Thema dieser Arbeit stehen. Eine umfassendere Darstellung und Diskussion der Zusammenhänge zwischen Medizin und Informatik kann z.B. bei REICHERTZ (1971, 1973) gefunden werden.

Die Grundlage der modernen Medizin bilden die Naturwissenschaften Physik, Chemie und Biologie, die in der Medizin die Rolle von Hilfswissenschaften haben. Im Zeitraum der letzten 20 - 30 Jahre findet zudem ein Eindringen mathematischer und informationsverarbeitender Methoden in Teilbereiche der Medizin statt. Wie HÖHNE (1975) betont, ist jedoch ein grundlegender Unterschied in der Bedeutung der Naturwissenschaften und der Informatik für die Medizin festzustellen. Während erstere einen neuen Erkenntnisgewinn zur Medizin beisteuern konnten, hat die Informatik eine mehr passive Funktion. Sie leistet zunächst keinen primären Beitrag zur Erklärung der grundlegenden physikalischen oder biochemischen Vorgänge im menschlichen Körper. Erst auf einer übergeordneten Ebene setzt die Bedeutung der Informatik für die Medizin ein. Dies zeigt folgende Betrachtung: Ausgehend von einer konkreten medizinischen Fragestellung bildet die Gewinnung von Information - z.B. apparativ erzeugte Messwerte oder Patienten-Befragungen (Anamnese) - die Grundlage medizinischen Erkentnisgewinns. Auf der anderen Seite liefern die Naturwissenschaften Modelle zur Erklärung der gewonnenen Information. Dazwischen jedoch, zwischen der primär vorhandenen Information und deren Verständnis, muss ein meistens sehr komplexer informationsverarbeitender Prozess bewältigt werden, um die ursprünglich gestellten Fragen beantworten zu können. Bei diesem Prozess - sozusagen auf dem Weg zum Verstehen - kann die Informatik die wissenschaftliche Methodik der Informationsverarbeitung als Hilfsmittel anbieten. Wird diese von der Medizin akzeptiert, so kann die Informatik damit einen den Naturwissenschaften durchaus vergleichbaren Beitrag zum Erkenntnisgewinn in der Medizin beisteuern.

Konkret gesagt, erlaubt die Informatik, Informationen schneller zu gewinnen, umfangreiche Informationsmengen zu strukturieren, untereinander zu verknüpfen und damit besser zu verstehen und über grösserer Zeiträume zu speichern. Oft lassen sich auch komplexe Informationsmengen, wie sie etwa in der Bildverarbeitung auftreten, allein durch Methoden der Informatik untersuchen und verstehen. Auf längere Sicht ist zu erwarten, dass die Verbindung der Informatik mit der Medizin Rückwirkungen auf die Medizin selbst nach sich ziehen wird (HÖHNE 1975). Der Zwang zur Abstraktion und die zunehmende Einführung von Algorithmen gehen einher mit der Notwendigkeit einer schärferen Begriffsbildung und einer stärkeren Systematisierung bzw. logischen Durchdringung der Medizin (HARTMANN 1977).

1.2   PROBLEME VON INFORMATIKANWENDUNGEN IN DER MEDIZIN

Obwohl die Anwendung informationsverarbeitender Methoden auf Fragestellungen der Medizin in vielen Einzelfällen erfolgreich verlief, gibt es eine Reihe von Schwierigkeiten, die derzeit noch die Möglichkeiten der Informatikanwendungen in der Medizin begrenzen. Bereits in der eingangs gegebenen Gegenüberstellung der Begriffe "Medizin" und "Informatik" ist die Problematik angedeutet. Typisch für die Situation in der Medizin sind (vgl. Abb. 2) - möglicherweise begründet in der Komplexität der Aufgabenstellung - vage Definitionen, unscharfe Begriffe und nur sehr schwer formalisierbare Entscheidungsprozesse. Demgegenüber sind die Grundvoraussetzungen der Informatik Abstraktion, Modellbildung und Algorithmisierung. Selbst bei erfolgreicher Synthese von Medizin und Informatik müssen Informatikmethoden deshalb nicht immer zu sinnvollen medizinischen Aussagen führen. Die Resultate müssen erst richtig verstanden und interpretiert werden, bevor sie etwas über ihren Wert für die eigentliche medizinische Fragestellung aussagen können. Wenn man einmal rein menschliche Probleme, wie z.B. die Akzeptanz neuartiger Methoden in einem eher traditionsverhaftetem Fach wie der Medizin, ausser acht lässt, liegt das eigentliche Problem in der schwierigen Formalisierbarkeit medizinischer Begriffe. Hinzu kommt als weiteres Problem die Rückführung der gewonnenen Ergebnisse auf medizinische Aussagen, d.h. ihre Interpretation.

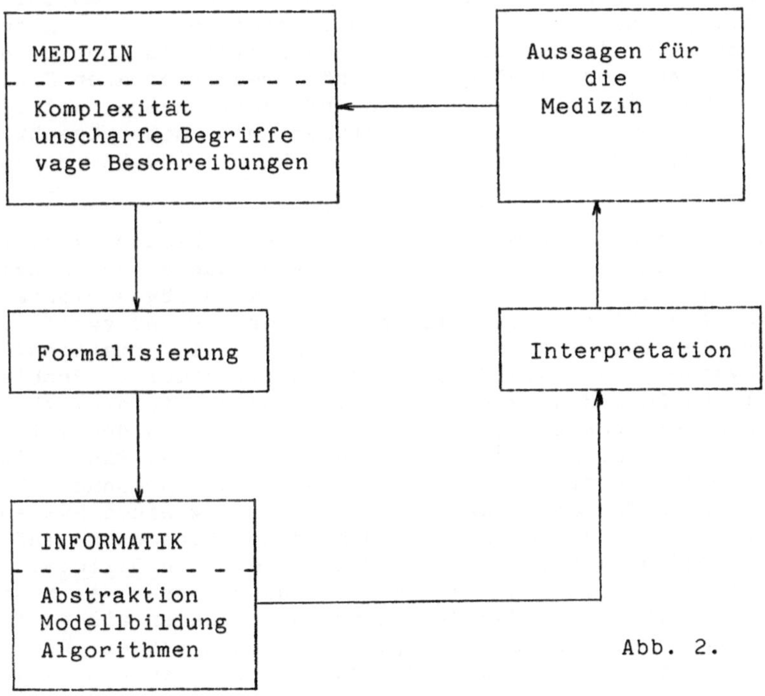

Abb. 2.

Eine Automatisierung dieses ganzen Prozessen,
- von einer Formalisierung vager medizinischer Fragestellung,
- deren mechanischer Verarbeitung,
- über eine korrekte Interpretation
- zurück zu medizinischen Aussagen
ist derzeit weder möglich noch wünschenswert.

Aus dieser Situation lassen sich zwei Folgerungen ziehen:

a) Zunächst sollte die Anwendung von Informatikmethoden auf Bereiche bzw. Fragestellungen der Medizin beschränkt bleiben, bei
denen die medizinischen Informationen eindeutig beschreibbar
sind bzw. bei denen eine Formalisierung einwandfrei möglich
ist. Bisher waren Anwendungen, die sich auf solche Teilbereiche der Medizin beschränkten, besonders erfolgreich (HÖHNE
1975). Beispiele hierfür sind aus der Radiologie (z.B. Gam-
ma-Kamera-Auswertesysteme, Computer-Tomographie) oder aus der
klinischen Chemie (z.B. Automatisierung des klinisch-chemischen
Labors) bekannt.

b) Weiter sollten, soweit die Probleme nicht formalisierbar sind
oder die Interpretation der gewonnenen Resultate schwierig ist,
die Fähigkeiten des Menschen konsequent in das System miteinbezogen werden. Der Mensch - in unserem Falle also der ausgebildete Arzt - vermag komplexe, nicht eindeutig beschreibbare
Zusammenhänge besser zu erkennen, zu deuten und zu beurteilen
als dies mit irgendeinem informationsverarbeitenden System derzeit möglich wäre. Anzustreben ist deshalb eine Kombination der
hochentwickelten und vorläufig nicht formalisierbaren Fähigkeiten des Menschen mit denen eines informationsverarbeitenden
Systems, das komplexe Datenstrukturen mit hoher Geschwindigkeit algorithmisch verarbeiten kann (HÖHNE 1975).

Um dieses zu erreichen darf man sich nicht darauf beschränken, für
medizinische Problemstellungen einzelne, voneinander unabhängige
Lösungen, d.h. eine Sammlung isolierter und in sich abgeschlossener
Programme, zu erstellen. Dies ist nur ein erster und zweifellos
entscheidender Schritt. Auf Grund der Unfähigkeit informationsverarbeitender Systeme, vollständige Lösungen für komplexe Probleme
(z.B. automatische Befundung von Röntgenbildern) zu liefern, müssen
in einem nächsten Schritt zu den vorhandenen Methoden weitere
Strukturen so hinzugefügt werden, dass die besonderen Fähigkeiten
des Menschen in das Gesamtsystem miteinbezogen werden können. Konkret bedeutet dies für die praktische Realisierung eines Systems,
dass die Möglichkeit der Kommunikation zwischen Mensch und infor-
mationsverarbeitendem System, also die Möglichkeit des Dialogs, in
das System selbst eingebettet sein sollte. Dann können der Mensch
auf der einen Seite und das System auf der anderen als Partner
während des Prozesses der Problemlösung angesehen werden. Die do-
minierende Rolle muss dabei beim Menschen - d.h. dem Arzt - verbleiben, der schliesslich die volle Verantwortung für alle

Entscheidungen zu tragen hat.

Die Aufgabe des Informatikers ist es nun, dafür zu sorgen, dass sinnvolle und leistungsfähige Methoden geschaffen werden. Die Aufgabe des Arztes ist es dann, diese Methoden zunächst einmal inhaltlich richtig zu verstehen, sie dann - im Dialog - richtig auszuwählen und einzusetzen und die Resultate wiederum korrekt zu interpretieren.

Soweit gilt dies natürlich für die meisten Anwendungen der Informatik in der medizinischen Diagnostik, in besonderem Masse jedoch auch für die dort betriebene Bildverarbeitung. In dieser Hinsicht, nämlich was die Bedeutung des Dialogs für das Problemlösen angeht, unterscheidet sich medizinische Bildverarbeitung in starkem Masse von manchen anderen Anwendungen der Bildverarbeitung im nicht medizinischen Bereich.

Die Bildverarbeitung kann als besonders typisches Beispiel für ein sinnvolles Zusammenwirken von Medizin und Informatik gelten. Beispiele hierfür werden weiter unten angegeben. Im Mittelpunkt dieser Arbeit werden allerdings nicht die Bildverarbeitungsmethoden selbst stehen, sondern die Frage, wie für verschiedenartige Bildverarbeitungstechniken ein Dialogsystem für deren effektive Anwendung in der medizinischen Diagnostik aufgebaut werden kann.

1.3   DIE BEDEUTUNG DES DIALOGS IN DER MEDIZINISCHEN DIAGNOSTIK

Im vorigen Abschnitt wurde die grundlegende Bedeutung des Dialogs beim Problemlösungsprozess aus der Aufgabe abgeleitet, informationsverarbeitende Techniken mit dem Menschen, der diese Techniken anwendet, zu verbinden. Ein weiteres Argument für die Bedeutung des Dialogs liefert die Medizin selbst. Dies wird deutlich, wenn man den Entscheidungsprozess beim Zustandekommen einer ärztlichen Diagnose näher betrachtet. Nun kann es natürlich - nicht einmal ansatzweise - Ziel dieser Arbeit sein, das ausserordentlich komplexe und nur schwer formalisierbare Problem der ärztlichen Entscheidungsfindung zu untersuchen. Diese Fragen gehören in den Bereich der Medizin und sollten dort diskutiert werden. (Vgl. hierzu etwa HARTMANN (1974, 1977) oder LUSTED (1976)).

Eines lässt sich aber feststellen: Unabhängig von der der Befundfindung innewohnenden Problematik ist der Entscheidungsprozess in hohem Masse durch eine interaktive Methodik gekennzeichnet (HÖHNE, PFEIFFER 1974). Es findet ein ständiger Dialog des Arztes mit seiner Umgebung statt. Dabei ist es zunächst einmal völlig unerheblich, ob ein informationsverarbeitendes System als Teil der Umgebung an dem Diagnoseprozess beteiligt ist. Ein Beispiel etwa ist der Dialog zwischen Arzt und Patient während der Anamnese. Ein anderes Beispiel ist die Befundung von Szintigrammen durch ein Ärzteteam in der Nuklearmedizin.

Betrachten wir diesen Vorgang einmal etwas genauer. Ausgehend von einer speziellen vorgegebenen Fragestellung führt ein interaktiver Entscheidungsprozess unter Verwendung des erzeugten Bildmaterials zu einer Beurteilung. Falls während des Entscheidungsprozesses technische Hilfsmittel zur Verfügung stehen, z.B. digitale Bildverarbeitungssysteme oder analog arbeitende Geräte, so wird die Bildinformation bearbeitet und unter verschiedenen Gesichtspunkten betrachtet. Innerhalb des Ärzteteams wird diskutert, zusätzliche Informationen aus der Anamnese werden herangezogen, und evtl. werden zur genaueren Klärung des Sachverhaltes noch weitere Untersuchungen, z.B. die Aufnahme weiterer Szintigramme, veranlasst. Das Resultat, die Diagnose also, ist demnach das Ergebnis einzelner Entscheidungsschritte, deren Reihenfolge bestimmt ist durch

a) den Erkenntnisgewinn aus vorhergehenden Schritten,

b) die Intuition und Erfahrung des Arztes und schliesslich

c) die technischen Möglichkeiten, die ein Bildverarbeitungssystem bietet.

Unter all diesen Faktoren, die beim Zustandekommen einer Diagnose beteiligt sind, bilden die in einem Bildverarbeitungssystem realisierten technischen Möglichkeiten also nur einen Teil, der allerdings immer stärker an Bedeutung gewinnt.

1.4 BILDVERARBEITUNG IN DER MEDIZIN

1.4.1 Bildinformation in der Medizin

Bilder stellen einen der wichtigsten Informationsträger in der Medizin dar. Zunächst waren nach Entdeckung der Röntgenstrahlen vor ca. 90 Jahren statische Röntgenbilder die ersten und lange Zeit die einzigen bildlichen Informationen in der medizinischen Diagnostik. Inzwischen sind eine Reihe weiterer Methoden in der Medizin hinzugekommen, bei denen in irgendeiner Form Bilder auftreten.

Unabhängig von der Medizin hat sich die digitale Verarbeitung von Bildern zu einem umfangreichen und erfolgreichen Forschungszweig der Informatik entwickelt. Es lag daher nahe, digitale Bildverarbeitungsmethoden auch auf medizinische Bildinformationen anzuwenden.

Im Folgenden werden einige Beispiele für das Auftreten von bildlicher Information in der Medizin aufgezählt und typische Aufgaben
für deren digitale Verarbeitung angegeben. Eine repräsentative
Übersicht über das Gebiet der biomedizinischen Bildverarbeitung ist
bei PRESTON und ONOE (1976) bzw. PAVLIDIS (1977) zu finden.

Eine Einteilung von in der Medizin auftretenden Bildern kann nach
unterschiedlichen Gesichtspunkten vorgenommen werden, z.B. nach
rein medizinischen oder nach der Art der bilderzeugenden Verfahren.
Eine für uns in diesem Zusammenhang zweckmässige Einteilung berücksichtigt die Verarbeitungsmöglichkeit der Bilder mit einem Computersystem. Danach sind zu unterscheiden:

a) <u>Statische Bilder.</u>   Diese werden unmittelbar durch
   eine abbildende Apparatur erzeugt. Ein Rechner ist
   weder bei der Bildentstehung noch für die Bildauswer-
   tung unbedingt erforderlich. Jedoch kann der Einsatz
   von Rechnern in vielen Fällen sinnvoll sein und nützliche Resultate erbringen.

   Es existieren sehr unterschiedliche bildgebende Verfahren. Bei allen werden jeweils bestimmte physi-
   kalische Parameter, welche Eigenschaften organischer
   Materie beschreiben, gemessen und in Form von Bildern
   dargestellt. Beispiele sind:

   - Röntgenbilder (Kernladungszahl Z),
   - Ultraschallbilder (Dichteunterschiede),
   - optische, z.B. mit Mikroskopen erzeugte Bilder
     (Absorption von sichtbarem Licht),
   - Elektronenmikroskopbilder (Absorption von
     Elektronen),
   - thermographische Bilder (Emission langwelliger
     elektromagnetischer Strahlung),
   - Szintigramme (Emission von Radioisotopen),
   - etc.

b) <u>Bildserien</u>   zur Untersuchung zeitlicher Vorgänge. Die
   hierbei im allgemeinen anfallende ausserordentlich
   hohe Informationsmenge kann sinnvollerweise nur noch
   mit einem Rechner verarbeitet werden. Im Prinzip ist
   es in dieser Arbeit gleichgültig, welches bildgebende
   Verfahren zur Erzeugung der Einzelbilder verwendet
   wird, doch stehen derzeit röntgen- und nuklearmedizinische Verfahren im Vordergrund.

c) Bilder, die erst durch die Verbindung einer Mess-
   apparatur mit einem Rechner erzeugt werden. Beispiele
   hierfür sind:

- Röntgen-Computer-Tomographie,
- Emmissions-Computer-Tomographie,
- Moderne Verfahren der Szintigraphie.

Diese Klasse von Bilder hängt eng zusammen mit der nächsten, nämlich den

d) künstlich mit einem Rechnersystem erzeugten Bildern. Hier wird Information, die nicht unmittelbar einer bilderzeugenden Apparatur entstammen muss, in Form von Bildern dargestellt. Damit können z.B. Informationen, die sonst nur sehr schwer zugänglich bzw. analysierbar wären, in anschaulicher Form dem Menschen präsentiert werden.

Unter digitaler Bildverarbeitung kann man nach ROSENFELD (1977) ganz generell die Manipulation und Analyse von bildlicher Information verstehen, wobei die Bilder in Matrixform in den Rechner eingegeben werden. Diese Einschränkung des Eingabeformates auf Matrizen unterscheidet die digitale Bildverarbeitung von anderen sich mit Bilder beschäftigenden Disziplinen der Informatik, etwa der Computer-Graphik. Hier werden Bilder aus einer Beschreibung, z.B. Koordinatenpaaren, Liniensegmenten, etc. erzeugt.

In einigen Bereichen der Medizin haben Bildverarbeitungstechniken bereits eine längere Tradition. In der Nuklearmedizin ist der routinemässige Einsatz der Bildverarbeitung beinahe selbstverständlich geworden. Demgegenüber befinden sich entsprechende Anwendungen auf anderen Gebieten auf Grund ungleich höherer technischer Probleme noch im Forschungsstadium. Z.B. kann bei der Auswertung angiographischer Bildserien in der Röntgendiagnostik (HÖHNE et al. 1977, 1978) eine einzige Untersuchung bis zu 16 Mbyte Bildpunkte erzeugen, bei einer Rate von 10 Mhz. Die Verarbeitung derartig grosser Datenmengen in einer angemessenen Zeit stellt so hohe Anforderungen an Speichervermögen und Rechenleistung, dass der Einsatz digitaler Verarbeitungsmethoden in der Radiologie derzeit routinemässig noch nicht möglich ist.

Weitgehend unabhängig von diesen technischen Problemen sind die Methoden der Bildverarbeitung selbst, d.h. der verwendeten Algorithmen. Einige Bildverarbeitungsverfahren, die in der Medizin derzeit bereits praktisch eingesetzt werden oder sich noch im Entwicklungsstadium befinden, sollen kurz aufgezählt werden:

a) **B̲i̲l̲d̲ ̲b̲z̲w̲.̲ ̲D̲a̲r̲s̲t̲e̲l̲l̲u̲n̲g̲s̲v̲e̲r̲b̲e̲s̲s̲e̲r̲u̲n̲g̲**

- Verfahren zur Korrektur gerätespezifischer Abbildungsfehler (z.B. Abbildungsfehler der Gamma-Kamera, Streustrahlung etc.),
- Filtertechniken,
- Verfahren zur Anpassung an Eigenschaften des menschlichen Auges (Kontrastverstärkung, farbliche Codierung einzelner Parameter),
- Bildarithmetik (z.B. Subtraktion zweier, mit unterschiedlichen Isotopen aufgenommener Szinitgramme (WÖLLMER 1976)),
- Spezielle Präsentationsverfahren (z.B. Darstellung von Isointensitäten, pseudoräumliche Darstellung).

b) **S̲t̲a̲t̲i̲s̲c̲h̲e̲ ̲B̲i̲l̲d̲e̲r̲**

- Verfahren zur Konturerkennung einzelner Organe,
- zur Volumenbestimmung einzelner Organe (z.B. des Herzens oder der Niere),
- zur Vermessung von Bildern (z.B. für Bestrahlungsplanung).

c) **B̲i̲l̲d̲s̲e̲r̲i̲e̲n̲**

- Verfahren zur Erzeugung Nuklearmedizinischer Zeit/Aktivitätskurven innerhalb ausgewählter Bildbereiche (Regions of Interest),
- zur Erzeugung parametrischer Bilder,
- zur Elimination von Bewegungsartefakten.

d) Dreidimensionale R̲e̲k̲o̲n̲s̲t̲r̲u̲k̲t̲i̲o̲n̲ von Bildern aus einzelnen Projektionen (Tomographie).

e) S̲e̲g̲m̲e̲n̲t̲i̲e̲r̲u̲n̲g̲ und K̲l̲a̲s̲s̲i̲f̲i̲z̲i̲e̲r̲u̲n̲g̲ nach diagnostischen Inhalten.

1.4.2   Struktur   existierender   Bildverarbeitungssysteme

Bevor im nächsten Abschnitt unsere Vorstellungen über ein Dialogsystem für die interaktive Bildverarbeitung dargelegt werden,
ist es sinnvoll, zunächst den Aufbau existierender Systeme kritisch
zu untersuchen. Als Beispiel soll ein in unserer Gruppe speziell
für die Analyse von Szintigrammen entwickeltes Bildverarbeitungssystem dienen (HÖHNE et al. 1973). Die in diesem System ISAAC (interaktive Szintigramm-Aufnahme und -Analyse mit einem Computer)
realisierte Struktur ist durchaus typisch für viele andere, kom-
merzielle und nichtkommerzielle Systeme. ISAAC wurde für den klinischen Routinebetrieb konzipiert. Es enthält eine Auswahl der
wichtigsten Methoden zur Verarbeitung statischer als auch dyna-
mischer Bilder.

Der Struktur des Systems ISAAC liegt die Annahme zugrunde, dass der
Umfang - d.h. Anzahl und Komplexität der Bildverarbeitungsaufgaben
- von vornherein bekannt ist und sich nach Fertigstellung des Systems nur geringfügig ändern wird. Die Aufgaben des Systems sind in
die folgenden Hauptanwendungsbereiche unterteilt:

     - Bilderzeugung (Datengewinnung),

     - Bildverarbeiung und Analyse,

     - Organisation (Speicherung, Identifikation, Wieder-
       gewinnung),

     - evtl. Korrelation zu anderweitig gewonnenen Daten
       (z.B. Laborbefunde oder Krankengeschichte).

Diese Bereiche gliedern sich in Unterbereiche auf, die wiederum
weiter unterteilt sein können. Jeder einzelnen Aufgabe des Systems
ist ein Programmteil fest zugeordnet. Das gesamte Bildverarbeitungssystem besteht aus einer Sammlung einzelner Programme, die in
einer hierarchischen Struktur zusammengebunden und durch den Zugang
zu gemeinsamen Datenstrukturen gekoppelt sind.

Aus diesem Systemaufbau ergeben sich eine Reihe charakteristischer
Merkmale:

   - Kommandos des Benutzers - bestehend aus einfachen Schlüssel-
     worten - aktivieren die einzelnen Programmteile.

   - Fest eingebaute Systemunterbrechungen erlauben Verzweigungen.
     Der Benutzer kann aus einer Reihe von Alternativen eine Unter-
     aufgabe selektieren. Die Selektion erfolgt entweder wiederum
     durch Schlüsselwortkommandos oder durch spezielle Funktionsta-
     sten oder durch Auswahl aus einem vom System angebotenen "Me-
     nu" mittels eines Lichtgriffels.

- Vom System benötigte Zusatzinformation - z.B. zur Festsetzung
  aktueller Parameter - wird in einem genau festgelegten Frage-
  und Antwortspiel dem System mitgeteilt.

Hieraus ergibt sich: Das System besitzt eine starre innere Struktur. Die Anzahl möglicher Systemverzweigungen, die in real be-
nutzten Systemen allerdings sehr gross sein kann, ist von vornherein genau fixiert. Der Benutzer bewegt sich innerhalb der vorge-
sehenen Verästelungen nach festgelegten, d.h. vorprogrammierten
Regeln.

Diese einfache Systemstruktur hat durchaus ihre Vorzüge. Diese
sind:

- Schnelle Implementierbarkeit. Ausser der Erstellung der Algorithmen selbst besteht das Problem allein darin, Programme
  eindeutig mit definierten Schnittstellen in einen Rahmen zu
  integrieren und die Hierarchie der Programmteile untereinander
  festzulegen.

- Geringe Anforderungen an den Benutzer. Der Benutzer benötigt
  kein tieferes Verständnis des Systems oder besonderer Sprachen. Das notwendige Wissen kann einem Handbuch entnommen werden. Daher ist das System besonders für unmotivierte oder
  gelegentliche Benutzer geeignet.

- Gute Eignung für den Routinebetrieb, wenn regelmässig gleiche
  Pfade im System durchlaufen werden.

- Die einfache Systemstruktur ist relativ einfach zu warten,
  falls keine gravierenden Änderungen oder Erweiterungen vorzu-
  nehmen sind. Im Prinzip werden neue Programmteile einfach an
  einen geeignet erscheinenden Zweig angegliedert und erhalten
  ihr eigenes Kommando.

Diesen Vorzügen stehen eine Reihe offensichtlicher Nachteile gegenüber:

- Die Festlegung auf exakt vordefinierte Pfade kann sich als
schwerwiegende Beschränkung erweisen, wenn tiefergehende, die
vorhandene Struktur sprengende Änderungen beabsichtigt sind,
z.B. das Hinzufügen völlig neuer Äste in die bestehende Hierarchie oder Anpassung des Systems an eine veränderte Aufgabenstellung. Genauer gesagt, resultiert die Schwierigkeit daraus, dass die meisten Systemveränderungen irgendwelche Seiteneffekte nach sich ziehen, die gewöhnlich nur schwer zu kontrollieren sind. Wie die Praxis zeigt, erweisen sich häufig
zunächst einfach erscheinende Veränderungen als sehr aufwendig.

- Hieraus folgt: ein System mit starr festgelegter innerer
Struktur eignet sich zwar für Routineanwendungen, jedoch nicht
für Forschungsaufgaben, wo Modifikationen des Systems an der
Tagesordnung sind.

- Häufig sind unnötig viele redundante Eingaben zu machen, um
einzelne immer wiederkehrende Aktionen zu aktivieren. Abgesehen von der Unbequemlichkeit für den Benutzer, wird dadurch
die Fehlermöglichkeit erhöht.

- Nicht zuletzt erweist es sich als ein Mangel, dass das System
dem Benutzer wenig Freiheiten lässt. Es fehlt die Möglichkeit,
komplexere, über den vorgegebenen Rahmen des Systems hinaus-
gehende Aufgaben direkt in einer geeigneten Sprache formulieren und das System mit der Ausführung beauftragen zu können.

1.5 ANFORDERUNGEN AN EIN INTERAKTIVES SYSTEM FÜR DIE BILDVERARBEITUNG IN DER MEDIZIN

1.5.1 Randbedingungen aus der Sicht der medizinischen Anwendung

Bei der Konzeption eines Bildverarbeitungssystems, das möglichst viele Anforderungen in der Medizin abdeckt, sind eine Vielfalt unterschiedlicher Randbedingungen zu beachten. Diese lassen sich ganz grob in drei Kategorien einteilen:

- Anwendungs-Spektrum,

- Technologie-Spektrum,

- Benutzer-Spektrum.

A) Anwendungs-Spektrum

Im vorigen Abschnitt wurden ein Reihe von Anwendungen digitaler Bildverarbeitung in der Medizin angegeben. Typisch sind die unterschiedlichen Aufgabenbereiche, in denen Bildinformation verarbeitet wird. Entsprechend unterschiedlich sind auch die Anforderungen, die an das Bildverarbeitungssystem zu stellen sind. Z.B. kann die Verarbeitung statischer Röntgenbilder und Szintigramme bzw. angiographischer und nuklearmedizinischer Bildserien trotz mancher Gemeinsamkeiten wegen des unterschiedlichen Informationsgehaltes im einzelnen sehr verschieden sein. Die bei angiographischen Bildserien produzierten Datenraten stellen wesentlich höhere Anforderungen an Speicherung und Verarbeitungsgeschwindigkeit als ähnliche Aufgaben in der Nuklearmedizin. Ebenso können die medizinische Fragestellung und damit die angewandten Analyseverfahren jeweils sehr unterschiedlich sein.

B) Technologie-Spektrum

In der digitalen Bildverarbeitung werden zusätzlich zu dem eigentlichen zentralen Datenverarbeitungssystem viele dedizierte technische Zusatzeinrichtungen benötigt. Hierin unterscheiden sich Anwendungen der Bildverarbeitung von manchen anderen Anwendungen der Informatik, z.B. im numerischen oder im kaufmännischen Bereich. Eigentlich kann Bildverarbeitung sinnvoll nur mit einem verhältnismässig hohen technischen Aufwand betrieben werden. Der Grund dafür liegt in der Grösse der Bildmatrizen - jedenfalls bei nichttrivialen Aufgaben. Daraus ergeben sich

- hohe Datenraten bei Bilderzeugung, Übertragung und Darstellung,

- grosse Datenmengen bei der Verarbeitung und

- im allgemeinen lange Verarbeitungszeiten.

Um dieser Problematik zu begegnen, werden - soweit dies sinnvoll ist - Teilaufgaben vom allgemeinen Rechnersystem auf spezialisierte periphere Geräte verlagert. In der Bildverarbeitung ist deshalb der Entwicklung spezialisierter, jedoch hoch effizienter Hardwarekomponenten eine vergleichbar wichtige Bedeutung einzuräumen wie der Entwicklung von Softwarekomponenten. Erst beides zusammen, Spezialhardware und Systemsoftware, ergibt die Grundlage für ein in der Praxis sinnvoll verwendbares System.

Einige Beispiele sollen eine Vorstellung davon vermitteln, in welchem Umfang Spezialhardware in der Bildverarbeitung verwendet wird. Die Beispiele beziehen sich auf ein in unserer Gruppe entwickeltes System für die Computer-Angiographie (NICOLAE und HÖHNE 1979, NICOLAE und WENDT 1979). Sie repräsentieren eine typische Auswahl von Hardware-Einrichtungen, wie sie in der Bildverarbeitung verwendet werden. In anderen Forschungslabors werden vergleichbare Spezialsysteme entwickelt und benutzt.

Nach ihrer Aufgabe innerhalb des Systems können verschiedene Funktionsgruppen unterschieden werden:

a) <u>Erzeugung von Bildern.</u>
   Ein speziell entwickelter Digitisierungsprozessor erzeugt in Echtzeit die Bilddaten. Die Aufnahmeparameter lassen sich zur Optimierung von Speicher- und Durchsatzleistung programmieren. Es gibt spezielle Instruktionen für die Kontrolle des Aufnahmeformates, der räumlichen und zeitlichen Auflösung als auch zur Steuerung des Datenflusses. Die kurzfristig auftretenden extrem hohen Datenraten stellen ein grosses Problem dar. Die Daten können zwar von dem Digitisierungsprozessor produziert, von einem gewöhnlichen Rechner aber nicht schnell genug aufgenommen werden. Deshalb muss zwischen Digitisierer und Rechner ein weiteres Spezialgerät, nämlich ein extrem schneller Speicher (8 Mbyte Pixels/s, 370 Nanosek. Zugriffszeit) geschaltet werden.

b) <u>Darstellung von Bildern.</u>
   Die Ausgabe von Bilddaten erfolgt über einen besonderen Video-Display-Prozessor. Ihm zugeordnet sind eigene Bildspeicher. Beide sind programmierbar. Es gibt verschiedene Möglichkeiten von Schwarz/Weiss- und Farbdarstellungen. Die Umsetzung der in den Bildspeichern enthaltenen Daten erfolgt nicht auf direktem Wege sondern durch Interpretation von Tabellen in Echtzeit. Die Tabellen sind ebenso als programmierbare Spezialspeicher realisiert. Durch entsprechendes Be-

schreiben unter Programmkontrolle lassen sich damit komplexe Bildtransformationen in Echtzeit ausführen.

c) <u>Interaktion mit Bildern.</u>
Der Benutzer muss mit den auf Sichtgeräten dargestellten Bildern interagieren können. Typische Hilfsmittel hierfür sind - ausser Kommandos von der Konsole - Lichtgriffel und Rollkugel. Mit diesen und ähnlichen Geräten kann man unmittelbar im Bild selbst arbeiten.

d) <u>Spezielle Bildprozessoren.</u>
Die bisher erwähnten Hardwarekomponenten werden entweder am Beginn der Bearbeitung - also bei Bildentstehung - oder am Ende - bei Bilddarstellung - eingesetzt. Die eigentliche Verarbeitung geschieht gewöhnlich, so auch in unseren Angiographiesystem, in einem normalen sequentiell arbeitenden Allzweckrechner. Eine beträchtliche Erhöhung der Verarbeitungsgeschwindigkeit lässt sich mit Spezial-Bild-Prozessoren erzielen, z.B. einem Prozessor zur effizienten Ausführung von Nachbarschaftsoperationen (KRUSE 1977).

C) Benutzer-Spektrum

Die Motivation und der Kenntnisstand von Benutzern eines Bildverarbeitungssystems in der Klinik können ganz unterschiedlich sein. Grob lassen sich die Benutzer in drei Klassen unterteilen. Eine ähnliche Einteilung ist bei BLASER und SCHAUER (1978) zu finden.

i) <u>Passive Benutzer,</u> die ausschliesslich bereits vorhandene Methoden verwenden wollen oder - mangelns Programmierkenntnissen - können. Passive Benutzer wären z.B. Medizinisch-Technische Assistenten im Routinebetrieb oder nur an medizinischen Problemstellungen interessierte Ärzte.

ii) <u>Aktive Anwendungsprogrammierer,</u> die für gut verstandene, einfach strukturierte Probleme und nach bekannten Regeln Anwendungsprogramme erzeugen. Für diese und die vorhergenannte Gruppe sind folgende, das Bildverarbeitungssystem betreffende Forderungen, zu beachten:
   - Einfachheit. Dies beinhaltet leichte Erlern- und Benutzbarkeit, einfache Kommandos, Funktionstasten, Menu-Selektion und evtl. Hilfestellungen durch das System selbst.
   - Hohe Betriebssicherheit.
   - Kurze Reaktionszeiten.
   - Protokollierung des Arbeitsablaufes.

iii) <u>Problemlöser,</u> die für komplexe, zunächst unstrukturierte Probleme Lösungen entwickeln müssen, z.B. Systemprogrammierer, jedoch keine medizinisch orientierten Anwender. Diese Aufgaben

gehen über den reinen Routinebetrieb hinaus. Folgende Forderungen sind zu beachten:
- hohe Flexibilität,
- adäquate sprachliche Hilfsmittel,
- Erweiterungsmöglichkeiten hinsichtlich neuer Bildverarbeitungstechniken,
- einfache Integrationsmöglichkeit neuer technischer Geräte, wie z.B. Spezialspeicher, Sichtgeräte oder Prozessoren.

Diese Rollenverteilung ist natürlich nicht ganz eindeutig. Die einzelnen Gruppen können sich durchaus überlappen. Je nach Situation oder Motivation können etwa Systemprogrammierer die Rolle von Anwendungsprogrammierern oder Operateuren im Routinebetrieb übernehmen. Entscheidend ist, dass die einzelnen Gruppen ganz verschiedene Anforderungen an das System stellen, denen durch eine entsprechende Systemstruktur Rechnung getragen werden muss; (vgl. in diesem Zusammenhang auch ESSIG (1979)).

1.5.2 Ziele für den Aufbau eines Bildverarbeitungssystems in der Medizin

Zu Beginn dieses Kapitels wurde die Bedeutung des Dialogs für den Problemlösungsprozess in der medizinischen Diagnostik begründet. Nach Eingrenzung des Themas auf den Bereich der digitalen Bildverarbeitung in der Medizin wurden Beispiele für Verarbeitungstechniken von Bildern gegeben und die Struktur konventioneller Systeme kritisch untersucht. Unter Beachtung der im vorigen Abschnitt diskutierten Randbedingungen können nun konkrete Ziele für den Aufbau eines interaktiven Bildverarbeitungssystem formuliert werden.

Die Ziele sind im einzelnen:

- Der interaktive Umgang mit Bildern erfordert einen wechselseitigen Übergang der Kontrolle vom System zum Menschen und umgekehrt während des Verlaufs des diagnostischen Prozesses. Es brauchen nicht alle Methoden bzw. Anwendungen von vornherein im System fest verankert zu sein. Je nach Fortgang einer Untersuchung werden neue Verarbeitungsschritte - angepasst an die spezielle Problematik - lokal dem System mitgeteilt und von diesem ausgeführt. Der Mensch kann damit das Verhalten des Systems aktiv beeinflussen und seiner eigenen Methodik anpassen.

  Das Instrumentarium für die Erzeugung eines derartigen Systemverhaltens ist durch die Erkenntnisse der Informatik auf dem Gebiet der Dialogsysteme im Prinzip bekannt. Auf Einzelheiten hierzu wird im nächsten Kapitel genauer eingegangen.

- Die Formulierung neuer, vom System auszuführender Aufgaben sollte in einer hierfür geeigneten <u>Sprache</u> erfolgen. Die Konzeption dieser Sprache sollte sich sowohl am vorhandenen Kenntnisstand der Informatik auf dem Gebiet der Programmiersprachen orientieren als auch die praktischen Bedürfnisse der die Sprache benutzenden Anwender in der Klinik berücksichtigen.

- Neue Bildverarbeitungsmethoden (Algorithmen) müssen sich schnell und konsistent in die vorhandene Systemarchitektur einbetten und bei Bedarf natürlich wieder entfernen lassen. Dabei dürfen keine das Systemverhalten beeinflussenden Seiteneffekte auftreten.

- Das gleiche gilt für Hardware-Komponenten. Bei Integration neuer technischer Entwicklungen darf die bestehende Systemstruktur nicht gesprengt werden. Weiterhin müssen irrelevante technische Details vor dem Benutzer verborgen bleiben, doch müssen bei Bedarf alle Hardwarefunktionen voll steuerbar sein.

- Für die Integration spezialisierter Hardware müssen geeignete sprachliche Konzepte entworfen werden.

- Die weiter oben erwähnten Vorzüge konventioneller Systeme dürfen nicht aufgegeben werden, sondern sollten in einer flexiblen Systemstruktur ebenfalls garantiert sein. Dies bedeutet vor allem die besondere Berücksichtigung von Routineanwendungen.

Unter Routinemethoden können wir in diesem Zusammenhang methodische Muster verstehen, die durch die praktische Erfahrung besonders hervorgehoben und begründet sind. Sie sind ein wertvolles Gerüst, an dem man sich orientieren kann. Sie dürfen jedoch keinen Zwang auf das Verhalten ausüben, sondern müssen - je nach Fortgang einer Untersuchung - jederzeit wieder verlassen werden können.

Hieraus folgt, dass wie in den konventionellen Systemen eine festgefügte, starre Ablaufstruktur, mit allen Vorzügen der einfachen Bedien- und Erlernbarkeit, mit einfachen Kommandos, Funktionstasten und eingebauten Systemhilfen erzeugbar sein sollte.

2. KONZEPTE VON DIALOGSYSTEMEN

Im vorigen Kapitel wurden Anforderungen für den Aufbau eines interaktiven Bildverarbeitungssystems aus der Sicht medizinischer Anwendung formuliert. Ein grosser Teil der dort beschriebenen Probleme
ist in der Informatik seit längerem bekannt. Für ein breites Spektrum von Anwendungen wurden bereits unterschiedliche Methoden der
Mensch/Maschine-Kommunikation in Form sog. Dialogsysteme entwickelt. Viele der dabei gewonnenen Kenntnisse sind sicher unmittelbar auf die Aufgabenstellung im medizinischen Bereich anwendbar.
Eine genauere Betrachtung zeigt aber, dass nicht alle auftauchenden
Probleme mit den bisher bekannten Methoden der Informatik ohne
Schwierigkeiten zu lösen sind.

Im vorliegenden Kapitel wird zunächst ein allgemeiner Überlick über
existierende Dialogsysteme in der Informatik gegeben. Danach werden
die uns hier näher interessierenden interaktiven Programmiersysteme
genauer vorgestellt. Anschliessend werden die Grenzen von Dialogsystemen insbesondere in der Bildverarbeitung diskutiert.

2.1 DER BEGRIFF "DIALOGSYSTEM"

Der Begriff "Dialogsystem" wird in der Informatik in einem weiten
und sehr umfassenden Sinne verwendet. Systeme aus den unterschiedlichsten Anwendungsbereichen - von einfachen fast trivialen Anwendungen bis zu leistungsfähigen komplexen Systemen - werden allgemein als Dialogsysteme bezeichnet, falls in irgendeiner Form der
Dialog zwischen Mensch und System eine Rolle spielt. Über die
genaue Charakterisierung von Dialogsystemen besteht in der wis-
senschaftlichen Literatur keine übereinstimmende Meinung. Einige
Autoren verwenden gleichbedeutend mit Dialogsystem den Begriff "interaktives System", während andere Autoren zwischen diesen beiden
Begriffen einen wesentlichen Unterschied sehen.

Eine allgemeine Definition gibt CLIMIS (1976), der im weitesten
Sinne unter einem "Interaktiven System" jede Form von Echt-
zeit-Kommunikation zwischen einem Menschen, einem datenverarbei-
tendem System und den in dem System enthaltenen Daten versteht.
Dieser Definition kann man sich ohne weiteres anschliessen, da sie
genügend allgemein ist und all das einbezieht, was man intuitiv mit
dem Begriff eines Dialog- bzw. Interaktiven Systems verbindet.

Detaillierter definiert HOFFMANN (1976) Dialogsysteme als
"menschlich - technische Systeme unter Einschluss eines program-

mierbaren Prozessors und eines Speichers, bei denen dem menschlichen Nutzer zum Aufrechterhalten eines Nachrichtenverkehrs mit dem maschinellen Teil des Systems ein spezialisiertes (Datenend-) Gerät für die Dauer einer ´Sitzung´ zur alleinigen Verfügung steht und über dieses eine mehrmalige, auch überlappende Nachrichtenübermittlung erfolgt."
Weiterhin werden dort interaktive Systeme als spezielle Dialogsysteme angesehen, "bei denen vom Benutzer her eine dauernde Eingriffsmöglichkeit zur Aktualisierung auf das System besteht, die einen bleibenden Einfluss in das fest und vorherbestimmte Verhalten des maschinellen Teils des Systems bedeutet."

KUPKA (1973) bezeichnet generell Systeme, welche Dialoge ermöglichen als Dialogsysteme, wobei unter Dialog die Kommunikation zwischen Mensch und Rechner mit abwechselnden Äusserungen beider Partner zu verstehen ist. Unter Interaktivität wird hier ein aktueller, spontaner Eingriff eines Dialogpartners, z.B. des Menschen in die Tätigkeit des anderen Dialogpartners verstanden. Z.B. ist in diesem Sinne die gewaltsame Unterbrechung des Verarbeitungsvorganges im Rechner, um etwa dem System kurzfristig andere als ursprünglich gegebene Aufträge zu erteilen, eine Interaktion. Interaktionen dieser Art bezeichnet KUPKA als starke Interaktivitäten und unterscheidet davon die schwachen Interaktivitäten. Letztere erfolgen nicht aktuell und spontan, sondern auf Grund einer bereits vorher festgelegten, programmierten Unterbrechung.

OBERQUELLE (1976, 1979) versteht unter einem dialogfähigen System schliesslich "ein abstraktes System aus zwei Instanzen, einem Dialogführer und einem Dialognehmer, die über Übergabekanäle miteinander in Verbindung stehen." Ist der Dialognehmer ein Datenverarbeitungssystem, dann wird dies als Dialogsystem bezeichnet.

Ausser diesen Begriffen "Dialogsystem" und "interaktives System" sind im Englischen noch weitere Begriffe wie "Conversational Computing" oder auch "Personal Computing" gebräuchlich. Während "Conversational" synonym zu "interaktiv" zu interpretieren ist, betont "Personal Computing" gewisse, den menschlichen Kommunikationspartner betreffende, Aspekte des Problemlösens stärker, (vgl. hierzu etwa LATTERMANN (1976)).

2.2   EINTEILUNG VON DIALOGSYSTEMEN

Die existierenden Dialogsysteme lassen sich - stark vereinfacht - in vier Klassen einteilen. Eine ähnliche, etwas detailliertere Einteilung wurde von SEEGMÜLLER (1976) angegeben. Als Kriterium dient die Komplexität der realisierten Mensch/System-Kommunikationsform, also die Dialogfähigkeit.

Spezialsysteme

Spezialsysteme sind gewöhnlich auf eine begrenzte, spezielle Anwendung zugeschnitten. Sie sind wenig flexibel und nicht programmierbar. Die sprachlichen Kommunikationsmittel zwischen Benutzer
und System sind rein problemorientiert und einfach strukturiert.
Als Konsequenz ist die Benutzung dieser Systeme i.a. sehr einfach.
Auch ungeübte, d.h. im Umgang mit Rechnersystemen unerfahrene Benutzer können sie nach kurzer Einweisung bedienen. Voraussetzung
ist lediglich eine genügende Sachkenntnis der zu lösenden Probleme
selbst, für die das respektive System konzipiert ist.

Einige Beispiele sind:

- Auskunftsysteme (z.B. für Platzreservierungen im Flugwesen).
  Charakteristisch ist - vom Anwender aus gesehen - ein fester
  Informationsgehalt. Die gespeicherte Information ist einfach
  strukturiert. Sie wird - wenn überhaupt - nur wenig verändert,
  etwa beim Vornehmen einer Buchung. Mit feststehenden, einfachen Kommandos erhält der Benutzer Beschreibungen der im
  System enthaltenen Information.
  Vertauschung der Rollen von aktivem und passivem Kommunikationspartner ergibt die

- Ausbildungs- oder Drill-Systeme. Hier wird der Benutzer, also
  der Lernende, durch Abfragen auf den im System enthaltenen
  Informationsgehalt gebracht.

- Editiersysteme zur Erzeugung und Modifikation von Texten.

- Interaktive Testsysteme zur Erkennung von Programmfehlern.

- Kontrollsysteme aller Art, wie sie zur Steuerung und Über-
  wachung technischer Prozesse verwendet werden, z.B. Kontrolle
  komplexer Produktionsabläufe.

In die Klasse der Spezialsysteme fallen auch die im ersten Kapitel
ausführlich beschriebenen starr strukturierten Bildverarbeitungssysteme, bei denen der Dialog im Wesentlichen auf eine Auswahl von
im System enthaltenen Methoden beschränkt ist.

Allgemeine interaktive Informationssysteme

Gegenüber den einfachen Auskunftsystemen zeichnen sich Informa-
tionssysteme durch einen höheren Grad an Dialogfähigkeit aus. Zudem
überdecken sie einen wesentlich erweiterten Problemkreis. Es kommen
Aufgaben der Datenverwaltung hinzu (Hinzufügen, Verändern und
Löschen von Information). Die Information ist stärker strukturiert.
Dies wiederum erfordert vom Benutzer eine präzise Beschreibung sei-

nes Auftrages an das System. Entsprechend aufwendiger sind die sprachlichen Kommunikationsmittel für den Dialog zwischen Mensch und System. Hierfür wurden allgemeine Abfragesprachen entwickelt, die eine komfortable Interaktion mit dem Informationssystem ermöglichen (LEHMANN und BLASER 1979).

Der Anwendungsbereich von Informationssystemen bleibt jedoch - im weitesten Sinne - auf die Verwaltung und Organisation von Information beschränkt. Die zentrale Aufgabe ist die Interaktion mit Daten. Operationen mit den Daten spielen demgegenüber nur eine untergeordnete Rolle.

Systeme mit interaktivem Zugang zu Betriebssystemdienstleistungen
----
(Teilnehmersysteme)

Systeme dieser Art sind prinzipiell nicht mehr an einer speziellen Anwendung orientiert, sondern werden generell zu Problemlösungen aller Art verwendet. Dazu sind problem- oder maschinenorientierte Programmiersprachen in ein Betriebssystem integriert. Anzahl und Leistungsfähigkeit der Programmiersprachen hängen im einzelnen vom jeweiligen Betriebssystem ab. Zusätzlich stellen die Betriebssysteme weitere Dienstleistungen zur Verfügung, z.B. Dateiverwaltungen (File-Systeme), Editiersysteme, Testhilfen oder universelle Programmpakete, die für einen grösseren Benutzerkreis interessant sein können. Wichtig in diesem Zusammenhang ist, dass zur Benutzung all dieser Dienstleistungen ein Dialogsystem in das Betriebssystem eingebettet ist.

Für die Kommunikation zwischen Benutzer und System dient eine eigene sog. <u>Kommandosprache.</u> Diese Kommandosprache wird für die Inanspruchnahme aller Dienstleistungen des Betriebssystem benutzt. Die Kommandos werden entweder direkt ausgeführt oder zu einem Paket zusammengefasst und dem Betriebssystem geschlossen zur Ausführung übergeben (Stapelbetrieb). Die Initiative bei der Auftragsabwicklung, d.h. die Steuerung der Arbeitsschritte, verbleibt beim Benutzer.

Es ist zu beachten, dass die kleinsten ausführbaren Einheiten immer ganze Programme sind. Sie müssen zunächst übersetzt und gebunden und können dann erst ausgeführt werden.

Zu den interaktiven Systemen dieser Klasse gehören alle Arten von Teilnehmersystemen oder auch die bei Kleinrechnern üblichen einfachen Betriebssysteme.

Interaktive Programmiersysteme

Geht man von den im vorigen Abschnitt besprochenen interaktiven
Systemen mit Zugang zu Betriebssystemdienstleistungen einen Schritt
weiter und vereinigt eine Programmiersprache und eine Kommandosprache, nimmt noch Dienstleistungen eines Betriebssystems hinzu und
vereinigt alles in einem einzigen System, so erhält man die Interaktiven Programmiersysteme. Bei diesen werden alle Aufträge des
Benutzers, ob Dienstleistungs- oder Programmieraufträge, vom System
direkt entgegengenommen und sofort ausgeführt. Die kleinste ausführbare Einheit ist nicht mehr ein vollständig übersetztes und
gebundenes Programm, sondern eine kleinere Einheit, meistens eine
Eingabezeile.

Eine eingehende Beschreibung interaktiver Programmiersysteme wird
z.B. von KUPKA und WILSING (1975) und ROHLFING (1976) gegeben. Nach
ROHLFING wollen wir hierunter ein System zur Lösung von Programm-
mieraufgaben verstehen,
"das die Eingaben des Benutzers entgegennimmt, sie bearbeitet und
Antworten in einer angemessenen Anwortzeit bereitstellt und zudem
die Dialogsteuerung für alle Benutzer erledigt, die zeitgleich
einen Dialog mit ihm führen."
Das Kommunikationsmittel dabei, die Sprache zwischen Benutzer und
System, ist die Dialogsprache. Sämtliche vorkommenden Aufgaben werden in dieser einen Sprache abgewickelt.

Im weiteren Teil dieser Arbeit wollen wir unter Dialog- bzw. Interaktivem System ausschliesslich die in diesem Abschnitt erläuterten
interaktiven Programmiersysteme verstehen.

Dialogsprachen in diesem engeren Sinne unterscheiden sich grundlegend von den anderen bisher vorgestellten Dialogsystemen. Nach
KUPKA und WILSING (1975) beinhaltet der Dialog eine ganz neue Qualität bei der Tätigkeit des Problemlösens. Versteht man nämlich
ganz generell unter Informationsverarbeitung das Lösen von Problemen in Anwendungsbereichen, so kann der Prozess des Problemlösens in zwei unterschiedliche Vorgehensweisen aufgeteilt werden.
Die eine umfasst die bekannte Tätigkeit, Algorithmen mit Hilfe von
verfügbaren Programmiersprachen nach den Regeln der Programmier-
methodologie in Programme zu transformieren, also eine Tätigkeit,
die man gemeinhin als Programmieren bezeichnet. KUPKA nennt diesen
Bereich Algorithmisches Problemlösen und unterscheidet davon als
zusätzlichen Bestandteil der Informationsverarbeitung die Tätigkeit
des Nichtalgorithmischen Problemlösens. Typische nichtalgorithmi-
sierbare Schritte sind:

- Verständnis, Aufbereitung und Beschreibung der Problem-
  struktur,
- Entwicklung von Algorithmen zusammen mit den zugehörigen
  Programmen,
- Auswahl von für die Problemstruktur geeigneten Algo-
  rithmen.

Bei Abwicklung nichtalgorithmischer Schritte kommt dem Dialog eine besondere Bedeutung zu. Er erlaubt, einen Teil dieser Tätigkeiten in das System selbst zu verlagern, so dass algorithmisches und nichtalgorithmisches Problemlösen innerhalb eines Systems miteinander verknüpft sind.

Hiermit hängt eine weitere für interaktive Programmiersysteme charakteristische Eigenschaft zusammen, die KUPKA und WILSING (1975) bzw. KUPKA (1976) als <u>Reflexivität</u> des sprachlichen Mediums bezeichnen. Reflexivität besagt, dass der Dialog selbst Gegenstand des Dialogs werden kann, also der Benutzer im Dialog mit dem System auf Elemente des aktuellen Dialogzustandes zugreifen kann. Reflexive Eigenschaften sind bei konventionellen Programmiersprachen unbekannt und werden dort auch nicht benötigt.

Ein Beispiel für die Reflexivität in Dialogsprachen ist die weiter unten noch zu erläuternde interaktive Programmentwicklung und Ablaufsteuerung. Programme sind danach als Objekte des Dialogs anzusehen, die im Dialog erzeugt, verändert und vernichtet werden können. Ein anderes Beispiel ist die Möglichkeit, Werte von Variablen oder Beschreibungen beliebiger Dialogobjekte vom System zu erfragen. Ebenfalls hierher gehören Hilfestellungen des Systems zur Erklärung von Fehlersituationen oder zur Erläuterung von Systemkommandos.

2.3   EIGENSCHAFTEN VON DIALOGSPRACHEN

2.3.1   Schichtenmodell

Zum besseren Verständnis von Dialogsprachen ist ein Schichtenmodell geeignet, das von KUPKA und WILSING (1975) aufgestellt wurde. Nach diesem Modell wird die Grobstruktur prozeduraler Dialogsprachen durch folgende drei Schichten dargestellt:

  i) Der <u>Dialogsprachenkern</u> enthält alle problemorientierten Datenstrukturen und die zugehörigen Operationen.

  ii) Die <u>Schicht der Programmiertechnik</u> beinhaltet Kontrollstrukturen, Funktions- bzw. Prozedurkonzepte etc.

  iii) In der <u>Schicht der Dialogtechnik</u> sind alle für interaktives Arbeiten charakteristischen Konzepte

enthalten. Beispiele sind interaktive Programmentwicklung und -ausführung oder die dynamische Verwaltung von Objekten des Dialogs. Diese Möglichkeiten der Dialogtechnik werden in den nächsten
Abschnitten noch näher dargestellt.

Die Elemente der unteren beiden Schichten sind nicht unbedingt spe-
zifisch für Dialogsprachen. In ähnlicher Form treten sie auch bei
Programmiersprachen auf. Ihre Auswahl und Komplexität bestimmt
letzten Endes den Anwendungsbereich, d.h. die Problemorientierung
der jeweiligen Sprache. Ähnlich wie die verschiedenen Programmiersprachen einzelnen Familien zuzuordnen sind - z.B. der FORTRAN-,
ALGOL- oder APL-Familie - so finden sich auch bei den Dialogsprachen diese Familien.

Einige Dialogsprachen haben sich heute bereits in grösserem Umfange
durchgesetzt - z.B. APL/360 oder BASIC. Eine ausführliche Darstellung dieser und anderer, weniger bekannter Dialogsprachen wird
von KLERER und REINFELDS (1968) bzw. von KUPKA und WILSING (1975)
gegeben.

Während auf den unteren beiden Ebenen des Schichtenmodells eine
beträchtliche Verschiedenartigkeit sprachlicher Konzepte zu beobachten ist, herrscht auf der obersten Schicht der Dialogtechnik
eine grössere Einheitlichkeit. Ähnliche interaktive Konzepte finden
sich in dieser oder jener Form in allen Dialogsprachen wieder.
Viele der heute als selbstverständlich geltenden Eigenschaften von
Dialogsprachen gehen auf JOSS zurück, einer bereits sehr früh entwickelten Dialogsprache (SHAW 1967, SMITH 1970). JOSS war der Aus-
ganspunkt für viele darauf aufbauende Entwicklungen. Auch die in
dieser Arbeit noch zu beschreibenden interaktiven Konzepte sind
stark von JOSS und dessen Abkömmlingen beeinflusst.

2.3.2   Programmierung im Dialog

2.3.2.1 Vergleich mit der Stapelverarbeitung

Die Besonderheiten von Dialogsprachen werden deutlich, wenn man
sich zunächst einmal die Entwicklung von Programmen in konventionellen Stapelverarbeitungs- oder Teilnehmersystemen vor Augen
führt. Bei all diesen Systemen sind bekanntlich drei Sprachbereiche
zu unterscheiden, zu denen der Benutzer während der Programmentwicklung Zugang haben muss:

   i) Programmiersprachen aller Art zur Implementierung
      von Algorithmen,

  ii) Editiersprachen zur Erstellung und Aufbereitung des
      Programmtextes,

 iii) Kommandosprachen zur Kommunikation zwischen Be-
      nutzer und System, d.h. zur Erteilung von Aufträgen
      an das System.

Diese Sprachbereiche sind streng voneinander getrennt. Während der
Programmentwicklung muss der Benutzer zwischen ihnen hin- und
herschalten. Ebenso strikt voneinander getrennt sind die einzelnen
Arbeitsschritte, die bei Entwicklung eines Programms notwendig
sind:
      - Editieren,
      - Übersetzen,
      - Binden,
      - Laden und
      - Ausführen.

Die Editierung des Programmtextes erfolgt in der Editiersprache,
die Formulierung des Textinhaltes in der Programmiersprache und die
Ausführung der einzelnen Arbeitsschritte in der Kommandosprache.
Obwohl man als Benutzer nur am Programm selbst, bzw. dessen Resultaten interessiert ist, muss man eine ganze Reihe von Schritten
durchführen, die mit dem eigentlichen Problem nichts zu tun haben.
Betrachtet man etwa ein Trivialproblem - z.B. ein Programm zur Addition zweier Zahlen - so wird man den grössten Teil der Zeit durch
die Abwicklung obiger Arbeitsschritte aufgehalten, nicht durch das
Problem selbst. Es besteht also ein krasses Missverhältnis zwischen
dem Aufwand für die Problemlösung und dem Aufwand für den Umgang
mit dem Betriebssystem.

Erschwerend - vor allem beim Wechsel von einem System auf ein anderes - kommt hinzu, dass es keine allgemein gültigen Standardisierungen gibt. Im Bereich der Programmiersprachen existieren zwar
Standards, diese aber werden von den einzelnen Herstellern nicht

exakt eingehalten. Bei Editier- und Kommandosprachen dagegen gibt
es noch keine vergleichbaren Standardisierungen. Gleichartige
Systemdienstleistungen müssen in den Kommandosprachen verschiedener
Betriebssysteme oft völlig unterschiedlich formuliert werden. Es
ist also nicht nur so, dass man sich beim Problemlösen mit Tätigkeiten abgeben muss, die primär gar nicht interessieren, man muss
dies bei unterschiedlichen Systemen auch noch in ganz verschiedener
Form tun.

Im Gegensatz hierzu sind in den Dialogsprachen Elemente der Programmiersprachen, Editierfunktionen und viele Eigenschaften von
Kommandosprachen in einem System vereinigt. Ebenso ist die strikte
Trennung von Programmerstellung, Übersetzen, Binden und Ausführen
aufgehoben. Dies hat für den Benutzer die angenehme Konsequenz,
dass der Umgang mit dem System stark vereinfacht ist. In der Dialogsprache sind alle notwendigen Aktionsmöglichkeiten konsistent
enthalten. Zwar bieten Stapelverarbeitungssysteme i.A. einen grösseren Umfang an Dienstleistungen als Dialogsysteme, doch meistens
benötigt man in der Praxis ohnehin nur eine kleine Auswahl der insgesamt vorhandenen Möglichkeiten. Dafür kann man sich als Benutzer
von Dialogsystemen aber in der Programmierung mehr auf das eigentliche Problem konzentrieren.

2.3.2.2 Interaktive Programmausführung

Eine direkte Konsequenz der Einbeziehung kommandosprachlicher Funktionen in Dialogsprachen ist die interaktive Ausführung von Programmen. Das Bemerkenswerteste daran ist das _spontane_ Anwortver-
halten des Systems. Auf inkrementelle Eingaben des Benutzers
reagiert das Dialogsystem unmittelbar. Inkremente sind dabei die
kleinsten ausführbaren Einheiten des Dialogsystems. Gewöhnlich sind
dies einzelne Eingabezeilen. Inkremente können aber auch grössere
Programmteile oder ganze Programme umfassen. Im einzelnen hängt
dies vom Aufbau des jeweiligen Dialogsystem ab. Die Fähigkeit von
Dialogsystemen, unmittelbar auf Benutzereingaben reagieren zu können, bezeichnet man allgemein als

- _Tischrechnerfunktion._ Allerdings bieten selbst einfache Dialogsysteme gewöhnlich umfangreichere Möglichkeiten für die Problemlösung an als Tischrechner. Vergleichbar ist nur das spontane
Antwortverhalten von Tischrechnern und Dialogsystemen.

- Die _Interaktive Ablaufsteuerung_ ist eine weitere Besonderheit
von Dialogsystemen. Der Ablauf der Ausführung kann entweder an vorher genau festgelegten Stellen innerhalb des Programms oder aber
von aussen zu einem beliebigen Zeitpunkt durch einen Eingriff des
Benutzers unterbrochen werden. In beiden Fällen erhält der Benutzer

die Kontrolle über das System zurück. Er kann den gerade erreichten Ausführungszustand des Programms analysieren - z.B. durch Inspektion von Variablen. Die Werte von Variablen oder auch Teile des gerade in Ausführung befindlichen Programms können abgeändert werden, oder es lassen sich spezielle Testprogramme ausführen. Der Benutzer kann schliesslich entscheiden, ob die weitere Ausführung des unterbrochenen Programms wieder aufgenommen oder ob das Programm endgültig abgebrochen werden soll. Man kann auch den gesamten Zustand des Dialogs auf eine Datei retten und zu einem beliebigen späteren Zeitpunkt den Dialog an der gleichen Stelle wieder aufnehmen.

- <u>Fehlerbehandlung</u>. In Stapelverarbeitungssytemen führt ein Fehler während der Ausführung - z.B. Division durch Null - gewöhnlich zum vollständigen Abbruch des Programms. Nach Korrektur im Quellprogramm müssen alle Ausführungsschritte erneut durchlaufen werden. In Dialogsystemen ist die Möglichkeit des Auftretens von Fehlern von vornherein im das System berücksichtigt. Wie bei einer Programmunterbrechung erhält der Benutzer - unter genauer Angabe der Fehlerursache - die Kontrolle über den Ausführungszustand zurück. Evtl. kann dann der Fehler unmittelbar korrigiert werden, z.B. falls eine Variable undefiniert geblieben war. Danach kann die Ausführung fortgesetzt werden. Ansonsten verbleibt bei einem Fehler die Entscheidung über einzuleitende Massnahmen nach wie vor beim Benutzer.

Man kann sogar von vornherein Fehlersituationen in ein Programm einplanen bzw. gewisse Programmteile bewusst offen lassen. Dadurch erreicht man, dass die Fehler bzw. offenen Programmteile erst später während der Ausführung genauer behandelt werden müssen. Allerdings müssen diese Techniken für die Entwicklung grösserer und zuverlässiger Programme nicht unbedingt sinnvoll sein.

2.3.2.3 Interaktive Programmentwicklung

Die interaktive Ausführung von Programmen ist nur ein - wenn auch besonders typischer - Aspekt von Dialogsprachen. Hinzu kommt die Möglichkeit der interaktiven Programmentwicklung, d.h., dass Programme auch innerhalb des Dialogsystems entwickelt werden können. Hierzu besitzen Dialogsprachen gewöhnlich zwei verschiedene Ausführungsmodi, einen

- direkten Modus zur unmittelbaren Ausführung von Eingaben - wie im letzten Abschnitt besprochen - und einen

- indirekten oder auch Speicher-Modus.

Im Speicher-Modus werden Eingaben längerfristig aufbewahrt. Sie können zu Programmen zusammengesetzt und diese dann wieder im direkten Modus direkt ausgeführt werden. Neben diesen beiden Modi existieren noch Zwischenformen. So kann man in einigen Dialogsystemen Eingaben direkt ausführen und zugleich abspeichern.

Gewöhnlich sind die Modi der direkten Ausführung und der Speicherung von Eingaben durch spezielle Dialogkommandos repräsentiert. Die Menge der Dialogkommandos für die direkte interaktive Programmausführung entspricht dem Kommandosprachenteil in Betriebssystemen. Die Kommandos für die Programmentwicklung im Speicher-Modus entsprechen dem Editiersprachenteil. Die Syntax von Eingaben zusammen mit der während der Ausführung überprüften Semantik entsprechen dem Programmiersprachenteil.

Die Kommandos für die Programmentwicklung können stark vereinfacht einer der Kategorien

- Hinzufügen neuer Eingaben,
- Löschen bzw.
- Ändern bereits vorgenommener Eingaben

zugeordnet werden. Je nach Komplexität des jeweiligen Dialogsystems gibt es beträchtliche Unterschiede bei den einzelnen Editierkommandos hinsichtlich Reichhaltigkeit und Komfort für den Benutzer. Manche Dialogsprachen erlauben nur zeilenorientierte Editierfunktionen, d.h. die Kommandos wirken immer nur auf Einheiten von ganzen Zeilen. Andere Dialogsprachen besitzen zwar komfortablere Möglichkeiten. Jedoch sind die realisierten Editierfunktionen bei den meisten Dialogsprachen i.A. recht einfach. Sie sind kaum mit den Möglichkeiten und dem Komfort moderner bildschirmorientierter Texteditoren vergleichbar. Festzuhalten bleibt aber der Vorzug, dass die Editierfunktionen innerhalb von ein und derselben Sprachumgebung verfügbar sind.

Eine im Vergleich zu traditionellen Techniken wesentlich weitergehende Betrachtung des Editierproblems gibt OBERQUELLE (1979). Hier wird Editieren als ein aufgabenübergreifender Handlungsaspekt verstanden, und es wird eine Konzeption von benutzergerechtem Editieren vorgestellt, die auf einem konzeptorientierten Repräsentationsmodell auf der Basis eines formalisierten Objektbegriffs beruht. Jedoch sind die dort vorgestellten sehr bestechenden Vorstellungen bisher in der Praxis noch nicht realisiert.

2.3.3 Ausführungstechniken

Eine grundsätzliche Bedeutung hat die Frage, wie Programme bzw. Anweisungen des Benutzers im Rechner ausgeführt werden. Diese Frage ist zunächst unabhängig davon, ob es sich um eine Programmier-, Dialog- oder Kommandosprache handelt. Jedoch ist es für die Beurteilung des tatsächlichen Nutzens von insbesondere Dialogsprachen entscheidend, welche Technik der Übersetzung und Ausführung gewählt wird. Deshalb werden zuerst die möglichen Ausführungstechniken generell vorgestellt und danach ihre Bedeutung für Dialogsprachen diskutiert.

2.3.3.1 Interpretation / Compilation

Grundsätzlich gibt es die beiden alternativen Möglichkeiten, ein Quellprogramm direkt interpretativ auszuführen oder es zunächst in Maschinensprachen zu übersetzen - d.h. zu compilieren - und es erst danach auszuführen. Beide Methoden haben ihre spezifischen Vor- und Nachteile. Allerdings ist zu beachten, dass reine Interpretation und reine Compilation die Endpunkte eines breiten Übersetzungs/Ausführungsspektrums bilden. Dazwischen gibt es viele Mischformen. Kein Interpreter wird eine reine Interpretation des primären Quelltextes vornehmen, sondern aus naheliegenden Effizienzgründen wenigstens teilweise compilieren und umgekehrt gibt es viele Compiler, die noch interpretative Elemente enthalten. Eine detaillierte Analyse der Effizienz compilierender und interpretativer Verarbeitungsverfahren in verschiedenen Betriebsphasen wird von SCHMID (1974) gegeben.

In Anlehnung an eine von GERSTMANN und HOFFMANN (1974) gegebene Darstellung kann der Unterschied zwischen Interpretation und Compilation wie folgt beschrieben werde: Bei Interpretation werden Quellprogramme nicht vollständig in das System der Maschine abgebildet. Zur Ausführung muss ein weiteres Programm - der sog. Interpreter - existieren, der die Anweisungen des teilweise übersetzten Programms liest und im System der Maschine ausführen lässt. Dies wird dann als dynamische Abbildung des Quellprogramms in das System der Maschine bezeichnet.

Bei der Compilation dagegen werden Quellprogramme durch ein weiteres Programm - Compiler genannt - zuerst als ganzes in das System der Maschine abgebildet. Danach wird dieses abgebildete Programm im System der Maschine ausgeführt. Compilation ist dann als eine statische Abbildung des Quellprogramms in das System der Maschine anzusehen.

Man kann diesen Unterschied zwischen Interpretation und Compilation auch im Lichte der Bindung der Programme an die Umgebung des Sy-

stems der Maschine sehen. Die Compilation erfordert die vollständige Bindung aller Programmobjekte vor der Ausführung an das System
der Maschine. Bei Interpretation kann die Bindung bis zum Zeitpunkt
der Ausführung offen bleiben, muss dies aber nicht unbedingt. Letzteres ist wichtig. Es existieren nämlich sehr wohl Übersetzer, die
eine vollständige Bindung aller Programmelemente an das Maschi-
nensystem vornehmen, die jedoch zur Ausführung noch ein zusätz-
liches - wenn auch sehr einfaches - Interpretationsprogramm benö-
tigen. Demnach kann die Bindung eines Programms an die Umgebung des
Systems der Maschine als eine notwendige aber nicht hinreichende
Bedingung für die Compilation angesehen werden.

Diese genaue Differenzierung zwischen Interpretation und Compilation hinsichtlich der Bindung von Objekten ist für die praktische
Anwendung allerdings nur von sekundärer Bedeutung. Ein vollständig
gebundenes, jedoch noch interpretativ ausgeführtes Programm unterscheidet sich nur wenig von einem vollends compilierten. Unterschiede zeigen sich - abgesehen von einer einfacherern Überset-
zungstechnik und evtl. der Codeerzeugung - höchstens in der Länge
des erzeugten Codes und in der Ausführungsgeschwindigkeit. Die wesentliche Frage bei Implementierung eines interpretativen bzw. com-
pilativen Übersetzers ist nach wie vor, zu welchem Zeitpunkt die
Bindung der Programmobjekte an die Maschine vorgenommen wird. Man
kann deshalb das Kriterium der Bindung als ausreichend für die Unterscheidung zwischen Interpretation und Compilation ansehen.

2.3.3.2 Ausführungstechniken in Dialogsprachen

Jede der beiden Ausführungstechniken haben ihre spezifischen Vor-
und Nachteile. Für den Anwender am deutlichsten sichtbar ist der
Unterschied in der Ausführungsgeschwindigkeit, die selbst bei optimal implementierten Interpretern noch mindestens eine Grössen-
ordnung geringer ist als bei compilierten Programmen.

Bei Verwendung von Programmiersprachen im Stapelbetrieb spielen
Übersetzungszeiten gegenüber einer effizienten Programmausführung
i.A. keine grosse Rolle. Deshalb sind dort Compiler vorherrschend.
Bei Dialogsprachen dagegen werden interpretative Verfahren bevorzugt. Die im letzten Abschnitt beschriebenen typischen Eigenschaften von Dialogsprachen (interaktive Programmausfürung etc.)
lassen sich sinnvollerweise nur durch Interpretation verwirklichen.
Da bei Interpretation noch keine Bindung an das System der Maschine
vorgenommen, also die Verbindung zum Quellprogramm noch erhalten
ist, lässt sich durch Umkehrung des Übersetzungsvorganges während
der Ausführung das originale Quellprogramm wieder rekonstruieren.

Hinzu kommt, dass die Ausführung von Benutzereingaben im Tischrech-
nermodus von Natur aus interpretativ ist. Eine eingegebene Text-
zeile muss jedesmal übersetzt, gebunden und ausgeführt werden. Dabei ist es unerheblich, wann genau die Bindung durchgeführt wird,

ob erst alle Objekte vor Ausführung statisch (Compilation), oder
während der Ausführung dynamisch (Interpretation) gebunden werden.
Die Ausführungsgeschwindigkeit ist bei beiden Verfahren vergleichbar, jedoch lässt sich die dynamische Bindung um einiges
leichter implementieren.

Obwohl also bei Dialogsprachen die interpretative Ausführungstechnik nahe liegt und auch allgemein bevorzugt wird, setzt die im Vergleich zur Compilation beträchtlich geringere Ausführungseffizienz
der Verwendung von Dialogsprachen eine Grenze. Deshalb verbinden
einige Dialogsysteme die Flexibilität und Benutzerfreundlichkeit
von Interpretation mit der effizienten Ausführung der Compilation
und stellen beides zur Verfügung. Der Benutzer kann dann selbst
entscheiden, welche Art der Ausführung er bervorzugen möchte.

Im Gegensatz hierzu schlägt MITCHELL (1970) eine Methode vor, die
ebenfalls die Vorzüge von Interpretation und Compilation miteinander verbindet, die Entscheidung jedoch, wann interpretiert bzw.
compiliert wird, nicht dem Benutzer sondern dem System überlässt.
Das Entscheidungskriterium ist dabei die Häufigkeit von Änderungen
im Programm. Das System führt darüber Buch, welche Teile in einem
Programm geändert werden und welche Teile konstant bleiben. Innerhalb eines Programms können dann interpretative und compilative
Ausführung gemischt auftreten. Die Mischung ist dynamisch an die
Änderungshäufigkeit gekoppelt. Je häufiger ein Programm im Dialog
geändert wird, desto umfangreicher wird der zu interpretierende
Anteil. Je "konstanter" ein Programm dagegen im Laufe der Zeit
wird, desto mehr compilierter Code entsteht, der dann verhältnismässig schnell ausgeführt werden kann. "Verhältnismässig" soll bedeuten, dass immer noch ein beträchtlicher Verwaltungsaufwand
bleibt, der die Ausführungseffizienz einschränkt.

Eng verwandt mit der von MITCHELL vorgeschlagenen Methode ist die
partielle Compilation, bei der jedoch keine Mischung von interpre-
tativem und compilativem Code auftritt. Jedoch werden - wie oben -
immer nur diejenigen Teile eines Quellprogramms neu übersetzt, die
seit der letzten Compilation verändert wurden. Ziel ist es, die
Übersetzungszeiten zu verkürzen. Die praktische Realisierung in
Verbindung mit einem Dialogsystem (ROHLFING 1978) erfordert allerdings einen beträchtlichen Aufwand sowohl hinsichtlich der Implementierung des Übersetzers als auch hinsichtlich des benötigten
Überhangs während der Laufzeit eines Programms. Der während der
syntaktischen Analyse erzeugte Übersetzungsbaum muss ständig prä-
sent sein, und Änderungen im Programm müssen während der Editierung
laufend verwaltet und dynamisch auf den Zerteilungsbaum abgebildet
werden.

Eine erste auf der Idee von MITCHELL beruhende Implementierung
eines Dialogsystems wird von KAHRS (1979) beschrieben. Die Implementierung eines partiellen Compilationsschemas für die Dialogsprache KANDIS (ROHLFING 1976) wird von ROHLFING (1978) beschrieben.
Zum gegenwärtigen Zeitpunkt kann mangels ausreichender Erfahrung
noch nicht beurteilt werden, inwieweit die Vorzüge dieser Techniken
die damit verbundenen Probleme hinsichtlich Speicher-, Über-
setzungs- und Laufzeitaufwand aufwiegen.

2.4   EXISTIERENDE DIALOGSYSTEME IN DER MEDIZIN

Der Begriff Dialogsystem bzw. Interaktives System wird in der medizinischen Anwendung der Informatik ähnlich unspezifisch wie in
der Informatik selbst verwendet. Meistens sind die interaktiven
Informationssysteme gemeint (vgl. Abschnitt 2.2). Daneben gibt es
in der Medizin aber auch eine Reihe dedizierter interaktiver Systeme für spezielle Anwendungen, z.B. für die Biosignalverarbeitung
oder die Labormessdatenverarbeitung. Eine Ubersicht über interaktive Systeme dieser Art wird von WAGNER und KÖHLER (1976) gegeben.

Dialogsprachen für die interaktive Programmierung sind in der Medizin bisher bis auf eine Ausnahme, die weiter unten noch besprochen wird, wenig bekannt. Der Grund für die geringe Verbreitung
von Dialogsprachen ist sicher nicht deren mangelnde Eignung für
medizinische Anwendungen - eher ist das Gegenteil der Fall. Durch
die bereits beschriebenen Vorzüge der Flexibilität und Einfachheit
bieten sich Dialogsprachen für anwendungsorientierte Benutzer in
der Medizin geradezu an. Die Gründe für die Nichtanwendung sind
eher darin zu suchen, dass neue Erkenntnisse bzw. Methoden der Informatik nur sehr zögernd Eingang in die medizinische Anwendung
finden, nicht nur auf dem kleinen Sektor der Dialogsprachen. Selbst
der Gebrauch höherer Programmiersprachen (z.B. FORTRAN) setzte sich
in der medizinischen Informatik anfangs nur sehr zögernd durch,
vgl. hierzu PRETSCHNER (1978).

Auf einem kleinen Anwendungsgebiet der medizinischen Informatik
allerdings ist das Dialogsystem MUMPS inzwischen weit verbreitet,
das im nächsten Abschnitt kurz diskutiert werden soll.

2.4.1   MUMPS

Das Dialogsystem <u>MUMPS</u>
(Massachusetts General Hospital Utility Multiprogramming System)
wurde als einfaches Teilnehmersystem für Kleinrechner entwickelt
(GREENES 1969a, 1969b). Die gleichnamige Dialogsprache MUMPS wurde
im Wesentlichen für die interaktive Programmierung in Verbindung
mit hierarchisch organisierten Datenstrukturen entwickelt.

Zwei Eigenschaften von MUMPS sind besonders hervorzuheben. Sie be-
stimmen auch die Hauptanwendungsgebiete. Zum einen enthält MUMPS
reichhaltige Möglichkeiten der Textverarbeitung. Der wichtigste
Datentyp ist der STRING. Besonders nützlich ist die Möglichkeit der
Mustererkennung bezüglich Stringketten (Pattern Matching). Zum anderen enthält MUMPS ein integriertes Dateisystem. Dieses stellt
eine hierarchisch, baumstrukturierte Datenbank dar. Die Benutzung
des Dateisystem ist für den Anwender ausserordentlich einfach. Z.B.
muss beim Zugriff zu einem Datum auf einem sekundären Speicher-

medium nur der Name des Datums ohne zusätzliche Lese- oder Schreib-
anweisung angegeben werden.

Die Dialogeigenschaften von MUMPS gehen wie die vieler anderer Dialogsprachen auf JOSS zurück. Im Jahre 1975 wurde MUMPS standar-
disiert (O´NEILL 1975) und erfreut sich heute auf Teilgebieten der
medizinischen Datenverarbeitung grosser Beliebtheit.

MUMPS besitzt eine Reihe attraktiver Eigenschaften, die es für
viele Anwendungen der Textverarbeitung und kleiner Datenbanken interessant macht. Ein Hauptargument für MUMPS ist darin zu sehen,
dass es die Wünsche der Benutzer in vieler Hinsicht besser erfüllt
als andere derzeit existierende Systeme und Sprachen.

Betrachtet man MUMPS andererseits im Lichte moderner Sprachentwicklungen, so zeigen sich eine Reihe von Nachteilen und Inkonsistenzen und sogar Gefahren. Die Probleme können hier nur angedeutet
werden: Sie betreffen mangelnde Möglichkeiten der Datenabstraktion,
fehlendes Prozedurkonzept mit Parameterübergabe, rudimentäre Kontrollstrukturen, kryptische, schlecht lesbare Notation etc., um nur
einige zu nennen. Eine kurze Übersicht über MUMPS mit einer ausge-
wogenen Gegenüberstellung der Vor- und Nachteile wird von WASSERMAN
und SHERERTZ (1976) gegeben.

2.4.2   Dialogsysteme in der medizinischen Bildverarbeitung

Auf dem Gebiet der medizinischen Bildverarbeitung sind Dialogsprachen ebenfalls wenig bekannt. Eine prinzipielle Schwierigkeit ist
die mangelnde Eignung interpretativer Ausführung, wie sie bei Dialogsprachen üblich ist. Die Ausführungszeiten würden bei Interpretation von Operationen einzelner Bildpunkte so drastisch anwachsen,
dass eine praktisch sinnvolle Nutzung unmöglich wäre.

Am weitesten verbreitet sind in der medizinischen Bildverarbeitung
derzeit die dedizierten Spezialsysteme, wie sie im ersten Kapitel
vorgestellt wurden. Sie sind für bestimmte Applikationen optimal
konstruiert, sind einfach zu bedienen, sind jedoch unflexibel gegenüber Änderungen oder Erweiterungen.

Mehr Flexibilität erhält man durch die Einführung von Macro-Tech-
niken oder besser durch kommandoverarbeitende Systeme, die bisher
hauptsächlich für die nuklearmedizinische Bildverarbeitung beschrieben wurden (ERICKSON and WILSON 1972, SVEINSDOTTIR et al.
1975, TODD-POKROPEK et al. 1977, LINE et al. 1977). Diese Systeme
enthalten Konzeptionen, die bereits seit längerem von den Kommandosprachen in Betriebssystemen her bekannt sind. Mit Kommandosprachen
werden nicht primär Algorithmen formuliert, sie sind vielmehr als
ein Werkzeug anzusehen, um sekundär andere Programme oder Funktionen zu aktivieren - ursprünglich Betriebssystemfunktionen , vgl.

etwa GRAM und HERTWECK (1975) oder BEECH (1980 b).

Analog hierzu stellen kommandoverarbeitende Bildverarbeitungssysteme eine Bibliothek einfacher, modularer Anwendungsprogramme und einen Kommandoprozessor zur Verfügung. Die Ausführung dieser Programme wird durch ein Programm von Kommandos gesteuert. Der Kommandoprozessor ist im Prinzip unabhängig von einer speziellen Anwendung. An Stelle der Bildverarbeitungsroutinen könnten ebenso gut Programme einer beliebigen anderen Anwendung treten. Der Kommandoprozessor ist ·das Bindeglied zwischen den modularen Anwendungsprogrammen und dem Benutzer.

Der Vorteil von Kommandosprachen ist darin zu sehen, dass der Benutzer relativ schnell und flexibel vorhandene Bibliotheksprogramme zusammenstellen bzw. diese bei Bedarf umgruppieren kann. Nach wie vor bleibt natürlich die Aufgabe bestehen, die Module in der Bibliothek erst einmal zu erzeugen.

Kommandoverarbeitende Systeme beinhalten zunächst keinen Dialog. Der Bezug zu den Dialogsystemen ergibt sich erst dadurch, dass die Kommandos direkt an der Konsole eingegeben und vom Kommandoprozessor sofort analysiert und ausgeführt, d.h. interpretiert werden können. Weitergehende, den Dialogsprachen vergleichbare Konzepte sind in Kommandosprachen nicht enthalten.

Mehr Dialogmöglichkeiten enthält ein von BÖHM (1979) entwickeltes interaktives Bildverarbeitungssystem PROFI (Processing Of Functional Images). PROFI wurde ursprünglich speziell zur Verarbeitung von Funktionsbildern im Bereich der Angiographie konzipiert, es besitzt jedoch Eigenschaften, die es generell für Anwendungen in der Bildverarbeitung geeignet machen. Die Möglichkeiten von Kommandosystemen sind eingeschlossen. Darüberhinausgehende Konzepte beinhalten bildorientierte Datentypen, Compilation von Kommandoprozeduren, direkte und indirekte Ausführung etc.

2.5   WERTUNG INTERAKTIVER PROGRAMMIERSYSTEME

2.5.1   Grenzen von Dialogsprachen

Die bisherigen Ausführungen in diesem Kapitel könnten den Eindruck erwecken, dass Dialogsprachen das ideale Werkzeug zur Lösung von Programmieraufgaben aller Art seien, dass sie zumindest besser geeignet seien als konventionelle Programmiersprachen. Die Vorzüge interaktiver Programmentwicklung sind zwar offensichtlich, doch können eine Reihe von Nachteilen nicht bestritten werden. In der

Fachwelt herrscht keineswegs volle Übereinstimmung über die positive Beurteilung von Dialogsprachen. Die Meinungen reichen von überzeugter Befürwortung bis zu skeptischer Ablehnung. Eine ausgewogene Meinung vertritt SEEGMÜLLER (1976), der die Verwendung von Dialogsprachen auf den Bereich heuristischer, schneller Erforschung von Problemen beschränkt sieht, d.h. für die Lösung relativ einfach strukturierter, anwendungsorientierter Aufgaben. Dies gilt sicher für die bekannteren Dialogsprachen, über die ausreichend praktische Erfahrung vorliegt (z.B. APL oder BASIC). In den klassischen höheren Programmiersprachen dagegen sieht SEEGMÜLLER nach wie vor die besser geeigneten Werkzeuge zur Erzeugung sicherer und zuverlässiger Programme - trotz einiger bedenklicher Mängel. Er weist in diesem Zusammenhang darauf hin, dass bisher alle grösseren Systeme, von denen hohe Sicherheit verlangt wird, nicht mit Dialogsprachen erzeugt wurden.

Folgende Gründe setzen der allgemeineren Verwendung von Dialogsprachen eine Grenze:

    i) Mangelnde Ausführungseffizienz und hoher Laufzeitaufwand,
   ii) häufig zu einfache Sprachstruktur,
  iii) Verführung zu unsystematischem Programmieren,
   iv) keine Eignung für die Systemprogrammierung, insbesondere kein Zugriff zu Hardwarekomponenten.

Die _mangelnde Ausführungseffizienz_ wurde im Zusammenhang mit den Ausführungstechniken bereits diskutiert. Eine Verbesserung kann hier nur durch mehr Compilation an Stelle von Interpretation erzielt werden. Allerdings werden Dialogsprachen in dieser Hinsicht immer ineffizienter als Programmiersprachen bleiben, wenn man die Vorzüge gerade des Dialogs nicht völlig aufgeben will.

Das Argument einer zu _einfachen Sprachstruktur_ trifft auf viele der gebräuchlichen Dialogsprachen zu. Zwar lassen sich einige Mängel durch eine bessere Ausstattung der unteren beiden Schichten des Schichtenmodells, also des Dialogsprachenkerns und der Schicht der Programmiertechnik beheben, doch wird auch hier eine Diskrepanz zu den Programmiersprachen verbleiben, da manche Konzepte moderner Programmiersprachen für die Verwendung im Dialog nicht gut geeignet sind.

Die Verführung zu _unsystematischem Programmieren_ wird häufig als Einwand gegen Dialogsprachen vorgebracht. Im Dialog erstellte Programme seien meistens schlecht strukturiert. Es seien keine gut überlegten sondern eher ad-hoc-Lösungen. Es lässt sich nicht leugnen, dass Dialogsprachen eine grosse Attraktivität zum probierenden Problemlösen besitzen, was andererseits bei einfachen Problemen durchaus vorteilhaft ist. Man kann jedoch das Vorhandensein flexibler Programmierhilfsmittel nicht dem System anlasten. Es ist eine Frage der Disziplin des Programmierers, die Arbeit mit dem Dialogsystem bzw. am Schreibtisch vernünftig aufzuteilen.

Die mangelnde Eignung von Dialogsprachen für die <u>Systemprogram-</u>
<u>mierung</u> (kein Echtzeitverhalten, kein Zugriff zu den Datenstruktu-
ren der Maschine) fällt bei Lösung begrenzter, anwendungsorientierter Probleme nicht ins Gewicht. Systemprogrammierung und Hardwarekontrolle wird immer eine Domäne mehr oder weniger maschinenorien-
tierter Programmiersprachen bleiben. Dass Dialogsprachen diese
Möglichkeit nicht besitzen, ist im Hinblick auf die anwendungsorientierten Benutzer sogar zu begrüssen. Der Anwender muss vor
schwierig zu beherrschenden Hardwarekomponenten bzw. - je nach
Standpunkt - das System vor gefährlichen und unkontrollierten Be-
nutzereingriffen abgeschirmt werden.

2.5.2 Die Aufgabe von Dialogsprachen in der Bildverarbeitung

Vergleicht man die Möglichkeiten und Grenzen von Dialogsprachen mit
den im ersten Kapitel aufgestellten Forderungen für ein interaktives Bildverarbeitungssystem in der Medizin (Kap 1.5), so zeigt
sich, dass nicht alle auftretenden Probleme mit Dialogsprachen allein zu bewältigen sind. Die technische Seite der Bildverarbeitung
ist durch dedizierte, hochspezialisierte Hardwarekomponenten cha-
rakterisiert. Das breite Anwendungsspektrum erfordert eine schnelle
und sichere Anpassung von Systemkomponenten an sich ändernde Randbedingungen. Möglichkeiten der Systemprogrammierung und Kontrolle
von Systemhardware ist deshalb unverzichtbar. Weiterhin sind die in
der Bildverarbeitung auftretenden Datenmengen so gross, dass sich
eine interpretative Ausführung elementarer Operationen auf Bildpunkte in den meisten Fällen verbietet.

Es dürfte daher von vornherein klar sein, dass ein nicht unbedeu-
tender Teil der Programmieraufgaben mit den Mitteln des Dialogs
nicht zu bewältigen sein wird, sondern nur mit konventionellen Pro-
grammiersprachentechniken. Die Möglichkeiten des Dialogs beginnen
erst oberhalb einer gewissen Schwelle relevant zu werden. Anders
ausgedrückt heisst dies, dass alle komplexen, hardwareabhängigen
und zeitkritischen Bildoperationen effizient mit verfügbaren Programmiersprachen zu implementieren sind. Als Module stehen sie dann
auf <u>höherem Niveau</u> im Dialog zur Verfügung. Interpretiert werden
nicht Elementaroperationen sondern Programm-Module.

Die Aufgaben der Dialogsprache in der Bildverarbeitung können wie folgt zusammengefasst werden:

- Schnelle Integration fertiger Programme in das System,

- leichte Ausführung einfacher Modifikationen in Dialogprogrammen,

- Test neuer Algorithmen, die später dann effizient implementiert werden,

- Interpretation fertiger Programme auf "hohem Niveau",

- einfache Integration von Hardwarekomponenten, insbesonderer anwendungsabhängiger Geräte (z.B. Lichtgriffel, Rollkugel etc.).

3.   ENTWURFSKRITERIEN FÜR DAS ZU ENTWICKELNDE DIALOGSYSTEM
         ==

In den ersten beiden Kapiteln wurden die Problematik von Bildverarbeitungssystemen in der Medizin und allgemeine Konzepte von Dia-
logsytemen beschrieben. Es wurde argumentiert, dass die Informatik
für viele Probleme, die die Konzeption von Bildverarbeitungssytemen
in der Medizin betreffen, Dialogsprachen als ein adäquates Instrumentarium anbietet. Andererseits können die klassischen Dialogspra-
chenkonzepte nicht alle in der Bildverarbeitung auftauchenden Probleme lösen. In ihrer gegenwärtigen Form würden die Nachteile die
Vorteile überwiegen.

Deshalb sind eine Reihe grundlegender Forderungen zu stellen, wenn
Dialogsprachen einen wesentlichen Fortschritt gegenüber bisherigen
Systemlösungen in der medizinischen Bildverarbeitung bringen sollen. Die Forderungen ergeben sich als direkte Konsequenz aus den in
Abschnitt 1.5) aufgestellten Zielen für ein interaktives Bildverarbeitungssystem, die an den im vorigen Kapitel dargestellten Möglichkeiten von Dialogsprachen zu messen sind. Die Forderungen betreffen folgende Bereiche:

        - Systemerweiterungen bzw. -anpassungen,

        - Effizienz,

        - Dialogsprachenkern und Schicht der Programmier-
          technik.

3.1   SYSTEMERWEITERUNGEN

Die unterschiedlichen Anwendungen der Bildverarbeitung in der Medizin machen es notwendig, ein Dialogsystem so zu konzipieren, dass
es möglichst wenig an speziellen Applikationen orientiert ist. Andererseits muss es aber möglich sein, spezialisierte Systeme für
genau abgegrenzte Bereiche (z.B. für Röntgendiagnostik, Nuklearmedizin .etc.) einfach und schnell zu erzeugen. Gleichermassen ist zu
fordern, dass sich ein bereits vorhandenes System flexibel an eine
veränderte Umgebung (neue Fragestellungen, neue Hardwarekomponenten) adaptieren lässt.

Drei Kriterien sind besonders zu beachten:

i) Es ist ein minimales Dialogsystem mit Erweiterungsmöglichkeiten anzustreben (offenes Dialogsystem).

ii) Steuerfunktionen für Hardware- und Softwarekomponenten müssen innerhalb des Systems erzeugt werden können.

iii) Die Möglichkeit der Integration dedizierter Hardwarekomponenten muss gegeben sein.

3.1.1 Offenheit des Dialogsystems

In existierenden Dialogsystemen müssen alle für einen bestimmten Anwendungsbereich erforderlichen Sprach- und Systemkomponenten von vornherein in der Konzeption des Systems berücksichtigt werden. Dies gilt trivialerweise für den eigentlichen Dialogsprachenkern, z.B. Datentypen, Operatoren, Kontrollstrukturen. Aber auch andere Elemente wie Eingabe/Ausgabe-Operationen, Editierfunktionen und Kommandos aller Art sind in der Syntax der Dialogsprache bereits definiert. Nach STANDISH (1975) gibt es für jede Sprache einen Raum von Möglichkeiten, der durch die Basiselemente der Sprache aufgespannt wird. Anwendungen, die ausserhalb dieses Raums liegen, sind nur sehr schwierig zu verwirklichen. Sie erforden gewöhnlich tiefergehende Eingriffe in die Sprache selbst.

Betrachten wir im Vergleich dazu unsere Zielsetzung: Es ist zunächst nicht exakt bekannt, welche Fähigkeiten für die jeweilige spezielle Bildverarbeitungsanwendung benötigt werden. Der Dialogsprachenkern kann zwar genau festgelegt werden, doch die restlichen Komponenten sind zu sehr von äusseren Randbedingungen abhängig, als dass sie in der Sprachdefinition bereits fixierbar wären. Deshalb ist zu fordern, dass in der syntaktischen Definition der Dialogsprache nur die minimal erforderliche Menge von Systemeigenschaften festgelegt wird, das System jedoch offen bleibt für eine gezielte Entwicklung in eine bestimmte Applikationsrichtung. Teile von Syntax und Semantik, die für eine konkrete Applikation erst später benötigt werden, sollten zunächst nicht festgelegt werden. Um diese fehlenden Systemkomponenten zum gewünschten Zeitpunkt erzeugen zu können, muss das System dann geeignete Mechanismen anbieten.

3.1.2 Integration von Steuerungsfunktionen

Ausser den rein algorithmischen Operationen zur Analyse von Bilddaten sind viele nichtalgorithmische Aktionen durchzuführen, die
wir als Steuerfunktionen bezeichnen können. Gesteuert werden entweder direkt Hardwarekomponenten oder der Ablauf anderer Programme.
Typische Beispiele sind das Ein- und Ausschalten von Gerätefunk-
tionen, Aufsetzen einer programmierbaren Uhr, Definition von Grösse, Helligkeit und Farbe von Texten auf einem Sichtgerät oder Erzeugen und Löschen der Bedeutung von Funktionstasten bzw. Menus. In
realen Anwendungen existieren sehr viele unterschiedliche Steue-
rungsmöglichkeiten dieser Art.

Es wäre naheliegend, Steuerfunktionen mit Prozeduren zu realisieren. Unterschiedliche Funktionen würden dann durch Prozedurpa-
rameter gesteuert. Die feste Syntax der Parameterangabe bei Proze-
duraufrufen erlaubt jedoch sprachlich nur eine indirekte Beschreibung des Kommandos. Aus einem Prozeduraufruf ist nicht immer
sofort ersichtlich, welche Steuerungsfunktion beabsichtigt war. Man
benötigt eine den Kommandosprachen ähnliche freiere Formulierung
von Aktionen. Allerdings müssen Kommandos auf der Anwendungsebene
definierbar sein, um eine unerwünschte zu frühzeitige Spezialisierung des Systems zu vermeiden.

3.1.3 Integration dedizierter Hardware

Eng verbunden mit dem Problem der Erzeugung neuer Kommandos ist die
Forderung nach Integrationsmöglichkeit dedizierter Hardware. Während sich eine Konzeption zur Erzeugung neuer Kommandos noch
relativ einfach finden lässt, können über die Beschreibung von
Hardwareeinrichtungen keine allgemeinen Aussagen gemacht werden.
Die verbindlichste Aussage ist noch die, dass die diversen Hardwarekomponenten ausserordentlich unterschiedlich und unsystematisch
sein können und sich häufig durch idiosynkratische Besonderheiten
auszeichnen. Da gibt es spezielle externe Bildspeicher mit unterschiedlichen Zugriffsmethoden, z.B. sequentiellem Zugriff oder Zugriff nur auf Worte, obwohl der Speicher intern nach Bytes organisiert ist. Zur Steuerung von Hardwarefunktionen sind i.A. einzelne Bits in Registern vorgesehen. Deren Auswahl und Anordnung
erscheint oft rein zufällig. Manchmal sind sie nur lesbar oder nur
schreibbar, obgleich von der Anwendung her meistens beides
wünschenswert wäre. Weiterhin können Spezialprozessoren vorkommen,
die ihrerseits wiederum vollständige, komplexe Rechnersysteme sein
können. Der Phantasie der Hardware-Designer sind hier keine Grenzen
gesetzt.

Bei Integration dieser nur schwer systematisierbaren Hardwarekomponenten müssen alle benötigten Funktionen der Geräte sprachlich beschrieben werden. Sie müssen auf der Anwendungsebene mit Namen belegt, die Zugriffswege müssen sicher implementiert, Inkonsistenzen berücksichtigt, überflüssige oder nicht benötigte Funktionen abgesichert werden und nicht zuletzt muss die tatsächlich durchgeführte Kommunikation mit der Hardware nach aussen hin verborgen bleiben.

3.1.4   Abgrenzung zu erweiterbaren Sprachen

Die Forderungen nach Erweiterungsmöglichkeiten des Dialogsystems lassen die Frage aufkommen, welche Zusammenhänge zu den erweiterbaren Sprachen bestehen. Erweiterbare Sprachen wurden lange Zeit fast enthusiastisch als ein mächtiges und universelles Werkzeug für die Lösung einer grossen Klasse von Programmierproblemen angesehen (SCHUMAN 1971, SOLNTSEFF und YEZERSKI 1974). Die Grundidee ist an sich einfach und bestechend, vgl. dazu etwa die Einleitung in CHRISTENSEN und SHAW (1969). Ein Computersystem enthält danach nur ein einziges universelles Programmiersystem. Dieses besteht aus einer <u>Basis-Sprache</u> und einer <u>Meta-Sprache.</u> Entsprechend enthalten Programme Anweisungen sowohl an die Metasprache - diese Anweisungen ändern bzw. erweitern die Basissprache - als auch Anweisungen an die erweiterte Basissprache selbst. Aus letzteren besteht das eigentliche ausführbare Programm. Auf diese Weise sollten Programmiersprachen für beinahe beliebe Zwecke vom Anwender selbständig erzeugbar sein.

Die ursprünglich euphorische Einschätzung erweiterbarer Sprachen machte inzwischen einer nüchternen und kritischen Betrachtungsweise Platz, vgl. z.B. GRIES (1976). Abgesehen von den Schwierigkeiten bei der Erstellung einer effizienten Implementierung, wird es zurecht als gefährlich angesehen, dem Benutzer Erweiterungsmöglichkeiten unkontrolliert in die Hand zu geben. Als brauchbar erwies es sich, Erweiterungen auf wenige aber wichtige Konzepte zu beschränken. Nach GRIES (1976) umfassen die notwendigen Spracherweiterungen lediglich die Erzeugung neuer Operationen und die Erzeugung neuer Typen von Objekten. Die entsprechenden Sprachkonzepte sind Prozeduren, Operationen und Macros, bzw. die Definition von Datenstrukturen. Die eigentliche Syntax und Semantik einer Programmiersprache (Kontrollstrukturen, Ausdrücke etc.) sollte so vollständig definiert sein, dass Erweiterungen nicht mehr nötig sind.

STANDISH (1975) unterteilt Spracherweiterungen in drei Kategorien, nämlich in Paraphrase, Orthophrase und Metaphrase. Die <u>Paraphrase</u> umfasst alle Erweiterungen, die sich mit den Basiselementen einer Sprache erzielen lassen. Die Sprachelemente spannen einen Raum auf, innerhalb dessen sich alle Ausdrucksmöglichkeiten der Sprache bewegen.

Erweiterungen, die ausserhalb dieses Raumes liegen, also orthogonal dazu stehen, gehören zur <u>Orthophrase.</u> Orthophrasische Spracherweiterungen sind schwierig zu erzielen, da sie den vorgegebenen Rahmen einer Sprache sprengen. Z.B. wäre es ausserordentlich schwierig, eine nicht blockstrukturierte Sprache zu einer blockstrukturierten zu erweitern.

Während Paraphrase und Orthophrase einer Sprache neue Möglichkeiten hinzufügen, bedeutet Metaphrase die Änderung semantischer Regeln, z.B. verändertes Abarbeiten von Ausdrücken.

Die für ein offenes Dialogsystem geforderten Erweiterungsmöglichkeiten betreffen die Bereiche Paraphrase und Orthophrase. Paraphrasische Spracherweiterungen sind mit den vorhandenen Basiselementen relativ einfach zu bewerkstelligen, während für orthophrasische Erweiterungen - z.B. Integration von Hardware - die Basiselemente nicht ausreichen. Aus grundsätzlichen Überlegungen sollen jedoch keine allgemeinen Erweiterungsmechanismen in die Dialogsprache aufgenommen werden. Als Ausweg bietet sich ein Wechsel der Sprachebenen für orthophrasische Erweiterungen an. Auf der normalen Dialogebene, die allen Benutzern zur Verfügung steht, sind nur die ungefährlichen und genau kontrollierten paraphrasischen Erweiterungen erlaubt, auf einer darunter liegenden Ebene sind tiefere Eingriffe in die Sprache und das System möglich. Potentiell gefährliche Erweiterungen werden so vom normalen Benutzer, der nur an der Anwendung interessiert ist, fern gehalten. Die tieferliegende Ebene bleibt dem Systemprogrammierer vorbehalten, der dann allerdings auch die volle Verantwortung für Sprach- und Systemerweiterungen zu übernehmen hat.

3.2 EFFIZIENZ

Die Frage nach der Effizienz von Programmen wurde bereits im Zusammenhang mit Ausführungstechniken von Dialogprogrammen angesprochen. Die interpretative Ausführung einzelner Bildpunktoperationen wurde verworfen, da sie nicht tragbar für eine allgemeine Anwendung ist. Effizienteren Code erhält man durch Compilation. Doch auch die Verwendung eines Compilers - selbst eines optimierenden - ist nicht immer ausreichend. Kein Compiler kann über sämtliche Optimierungsregeln verfügen. Ausserdem sind nicht alle Strukturen höherer Programmiersprachen immer effizient zu implementieren.

Ein anderer direkter Weg zu effizientem Code führt über maschinennahe Programmiersprachen. Nicht erstrebenswert - aber manchmal unumgänglich - ist die Verwendung von Assemblern. Die direkte Assemblerprogrammierung gibt dem Benutzer zweifellos die grösste Freiheit bei der Benutzung der Hardware bzw. die Möglichkeit, Programme (von Hand) hoch zu optimieren. In den günstigsten Fällen kann dies tatsächlich dazu führen, dass bestmöglicher Code erzielt wird. Meistens überwiegen jedoch die Nachteile fehlender Programmierstrukturen die Vorzüge uneingeschränkter Programmierbarkeit. Sinnvoller ist die Verwendung niederer Programmiersprachen, die bei geringen Effizienzverlusten gegenüber Assemblern die Vorteile höherer Programmiersprachen erhalten (vgl. SANTO (1972)).

Häufig wird die Auffassung vertreten, dass hohe Ausführungseffizienz gegenüber zuverlässiger und schneller Programmerstellung weniger wichtig sei bzw. dass um den Vorteil komfortabler und leistungsfähiger Programmierkonzepte ein schlechterer Laufzeitcode in Kauf zu nehmen sei. Dieser Meinung können wir uns nur bedingt anschliessen. Die Beurteilung dieser Frage hängt vielmehr vom konkreten Einzelfall ab. Es mag durchaus zutreffen, dass bei vielen Anwendungen - vielleicht sogar bei den meisten - allerhöchste Ausführungseffizienz bedeutungslos ist. Doch gibt es sehr wohl Fälle, bei denen man nicht darauf verzichten kann.

Ein Beispiel soll dies veranschaulichen. Mit einem in unserer Gruppe entwickelten System zur Analyse des zeitlichen Verhaltens von Strömungsvorgängen im Blut (HÖHNE et al. 1978) werden Röntgenbildsequenzen aufgenommen. Dabei entstehen - selbst unter günstigsten Umständen - 2 Mbyte Bildpunkte bei einer einzigen Untersuchung. Ein nützliches Analyseverfahren ist die Berechnung sog. Funktionsbilder (KAIHARA et al. 1969) Diese zeigen charakteristische, den zeitlichen Verlauf einer Strömung beschreibende Parameter, reduziert auf ein einziges Bild.

Bis zur endgültigen hoch optimierten Programmversion wurden drei Phasen durchlaufen:

- Schnelle ad hoc - Implementierung in FORTRAN. Ziel war zunächst eine generelle Überprüfung der Methode. Die Berechnung von 4 Funktionsbildern dauerte ca. eine Stunde!

- Implementierung in der niederen Programmiersprache SIMPL11 (BÖHM 1979). Der erzeugte Code erreicht fast die gleiche Effizienz wie bei Programmierung in Assembler. Die Rechenzeit betrug ca. 10 Minuten.

- Durch eine weitere Optimierung des SIMPL11-Programms - z.B. Überprüfung einzelner Maschinenbefehle in den innersten Programmschleifen - konnte die Rechenzeit nochmals um ca 20 - 30 v.H. reduziert werden.

Mit dem letzten Schritt sind alle Möglichkeiten einer Optimierung erschöpft, d.h. die durch die Hardware vorgegebenen Grenzen sind erreicht. Dennoch erscheint die Reaktionszeit für ein interaktives Arbeiten immer noch sehr hoch. Eine weitere Verbesserung kann nur durch effizientere Algorithmen oder durch eine schnellere Maschine erzielt werden.

Dieses Beispiel zeigt anschaulich, dass in einzelnen besonderen Fällen höchste Ausführungseffizienz erzielt werden muss. Aus dem Bereich von Echtzeitanwendungen - z.B. Anwendungen auf Prozessrechnern - könnten ähnliche noch drastischere Beispiele angegeben werden.

Hieraus folgt, dass die Erzeugung effizienten Codes keinesfalls vernachlässigt werden bzw. dass gute Programmiertechnologie nicht immer zu Lasten effizienter Ausführung gehen darf. Ansonsten wäre es durchaus vorstellbar, dass ein dediziertes, vollständig in Assembler implementiertes schnelles Spezialsystem für eine vorgegebene Aufgabe besser geeignet ist als ein mit modernster Programmiertechnologie und in voller Allgemeinheit entwickeltes, doch hoffnungslos ineffizientes System. Dem Benutzer, der das unstrukturierte, inkonsistente, wahrscheinlich mit Fehlern behaftete, jedoch ungefähr seine Wünsche befriedigende Spezialsystem dem strukturierten und konsistenten System, das jedoch nicht das leistet, was er haben will, vorzieht, könnte man keinen Vorwurf machen. Man muss hier die beiden Rollen des System-Designers und die des Anwenders unterscheiden. Der Designer hat zwar sehr wohl die Wünsche des späteren Anwenders zu beachten, aus der Sicht des Anwenders jedoch werden Design-Kriterien unwichtig. Kein in der praktischen Anwendung stehender Arzt wird jemals nach den in seinem Bildverarbeitungssystem verwendeten Prinzipien fragen. Die Hauptsache ist, es funktioniert sicher, löst die gestellten Probleme und ist effizient.

Aus dieser Argumentation darf nicht der Schluss gezogen werden, dass effizienter Code das alleinige Ziel sei. Vielmehr sollten beides, sowohl strukturierte und zuverlässige Programmentwicklung als auch hohe Ausführungseffizienz, in einem System miteinander verbunden sein. Das Dialogsystem sollte es gestatten, in den unumgänglich notwendigen Fällen, die nicht einmal oft vorkommen müssen, die Effizienz der Code-Erzeugung bis an die Grenzen der Hardware hochzutreiben. Die Entscheidung, was wichtiger ist, hat der Benutzer nach seiner Kenntnis der Sachlage zu treffen, nicht das System. HOARE (1973) fordert in einem ähnlichen Zusammenhang, dass Ineffizienz - wenn überhaupt - nur durch den Anwendungsprogrammierer, keinesfalls aber durch die Sprachstruktur in die Programmierung eingebracht werden darf.

3.3 DIALOGSPRACHENKERN UND PROGRAMMIERTECHNIK

3.3.1 Berücksichtigung der Unterschiede zwischen interaktiver Arbeitsweise und Programmierung

Beim Entwurf eines Dialogsystems sind für den Sprachkern weitgehend dieselben Prinzipien wie bei Programmiersprachen gültig. Eine ausführliche Darstellung und Diskussion der zu beachtenden Kriterien wird von HOARE (1973) gegeben. Es ist allerdings ein tiefergehender Unterschied in den syntaktischen Sprachformen zwischen interaktivem Problemlösen und konventioneller Programmierung zu beachten. Dies wird deutlich, wenn man die Lebensdauer von Anweisungen in beiden Fällen betrachtet. Bei interaktiver Arbeitsweise existiert die jeweilige aktuelle Anweisung nur relativ kurze Zeit. Ihre Wirkung bleibt zwar mittelbar längerfristig erhalten, da sie eine bleibende Änderung im Dialogzustand bewirkt, die Anweisung selbst jedoch verschwindet nach Ausführung wieder. Mischformen zwischen interaktiver Arbeitsweise und Programmierung sollen unberücksichtigt bleiben.

Als Konsequenz ergibt sich hieraus, dass der Benutzer den aktuellen Zustand des Dialoges, also den Kontext, in dem er gerade arbeitet, selbst kennen muss. Fehlen ihm diesbezügliche Kenntnisse, kann er sie sich vom System mitteilen lassen (Reflexivität).

Demgegenüber existieren Anweisungen innerhalb eines geschlossenen Programms so lange wie das Programm. Ist es erst einmal erzeugt, existiert es - losgelöst vom aktuellen Zustand des Systems zum Zeitpunkt der Erzeugung - weiter. Die Anweisungen im Programm haben einen Dokumentationscharakter. Sie sollen den ihnen zu Grunde liegenden Algorithmus unabhängig von ihrer Entstehungsgeschichte dokumentieren.

Dieser Unterschied hat Auswirkungen auf unterschiedliche Kriterien für interaktives Arbeiten bzw. Programmieren. Im Dialog können und sollen Anweisungen so kurz wie möglich sein. Sie brauchen keinen längerfristigen Dokumentationswert zu besitzen, da sie nach Ausführung im allgemeinen ohnehin sofort wieder verschwinden. Die Kenntnis des übergeordneten Kontextes, in den eine aktuelle Anweisung eingebettet ist, verbleibt beim Benutzer.

Aus diesem Zusammenhang ergibt sich eine Einschränkung für das Problemlösen im Dialog. Da einerseits keine längerfristige Dokumentation von Dialoganweisungen stattfindet, andererseits aber jede Anweisung zu einer Zustandsänderung führt, gibt es sicher eine Grenze für die Komplexität interaktiv im Dialog lösbarer Probleme. Man kann diese Grenze nicht genau angeben, da zu viele subjektive Faktoren beteiligt sind. Aber bei Überschreiten dieser Grenze kann die Übersicht verlorengehen und aus systematischem Problemlösen "Probieren" werden.

Aus dem Unterschied zwischen interaktivem Problemlösen und Programmieren folgt, dass einerseits die für Programmerstellung anerkannten Regeln (Strukturiertes Programmieren) nicht ohne Einschränkungen auf interaktives Arbeiten zu übertragen sind, dass andererseits auch nicht alle im Dialog nützlichen Sprachkonstruktionen innerhalb von Programmen sinnvoll sind. Auf den Sprachentwurf übertragen heisst dies, dass dem Dialog bzw. der Programmierung teilweise unterschiedliche syntaktische Sprachformen zuzuordnen sind. Formulierungen, die im Modus direkter Ausführung zulässig und sinnvoll sind, können innerhalb geschlossener Programme völlig sinnentstellend und unverständlich wirken.

Bei Vorstellung von Sprachkonzepten im weiteren Teil dieser Arbeit wird bei jedem Einzelfall auf die nur im Dialog erlaubten Sprachformen hingewiesen.

3.3.2   Kriterien für den Dialogsprachenkern

Unter Berücksichtigung der im vorigen Abschnitt angesprochenen Besonderheiten interaktiven Problemlösens sollen folgende Kriterien für den Entwurf eines Sprachkerns hervorgehoben werden (vgl. hierzu auch KUPKA und WILSING (1975) und KUPKA (1973, 1976)):

- Kurze Notation: Im Modus direkter Ausführung - also beim eigentlichen interaktiven Arbeiten - sollen Eingaben an der Konsole so kurz wie möglich sein.

- Einfache Implementierbarkeit: In Dialogsystemen ist der Systemüberhang während der Ausführung von Programmen notwendigerweise grösser als bei Ausführung compilierter Programme. Deshalb sollten Sprachkonzepte, die für den Dialog nur aufwendig zu implementieren sind, bzw. einen zu hohen Laufzeitaufwand erfordern, vermieden werden. Es ist vorteilhaft, sich lieber auf wenige, aber bewährte Sprachkonzepte zu beschränken.

- Aktuelle Objekte: Arbeitet man im Dialog häufig mit denselben Objekten, so ist es umständlich, diese immer wieder neu ansprechen zu müssen. Die Arbeit vereinfacht sich, wenn man diese Objekte besonders kennzeichnet und sie bei Zugriffen nicht mehr direkt verwendet, sondern vom System aktuell ergänzen lässt.

- Implizite Voreinstellungen: In der Routine werden Operationen häufig mit einem Standardsatz von Parametern ausgeführt, der sich gewöhnlich nicht

ändert. Es ist dann sehr bequem, diese Parameter
einmal einzustellen und danach nicht mehr zu beachten.

- <u>Problemorientierung:</u> Die Hauptanwendung des Dialogsystems ist die Bildverarbeitung. Deshalb sollten auch entsprechende Datenstrukturen und Operationen in der Sprache bereits vorhanden sein.

4. ALLGEMEINE STRUKTUR DES DIALOGSYSTEMS XDS

Gemäss der bereits aufgestellten Kriterien für ein medizinisches Bildverarbeitungssystem wurde das Dialogsystem XDS entwickelt. Im nächsten Kapitel wird dessen allgemeine Struktur vorgestellt. Das "X" in "XDS" deutet auf die als besonders wichtig erachtete Möglichkeit der Einbettung externer Daten- und Programmobjekte in das Dialogsystem hin. Eine detailierte Diskussion einzelner Sprachelemente der zu XDS gehörenden Dialogsprache XDL sowie Beispiele für die Erzeugung spezieller Bildverarbeitungssysteme werden in den nächsten Kapiteln gegeben.

4.1 SPRACHEBENEN

Die im vorigen Kapitel aufgestellte Forderung, höchste Ausführungseffizienz und - in Einzelfällen - Durchgriff bis zur Maschinenebene mit den höhersprachlichen Elementen einer Dialogsprache zu verbinden, lässt sich innerhalb eines geschlossenen Systems nur schwer erfüllen. Deshalb war eine wichtige Vorentscheidung beim Entwurf, das System in zwei unterschiedliche Sprachebenen aufzuspalten. Die oberer Ebene repräsentiert die eigentliche Dialogsprache. Sie enthält ähnliche Konzepte, wie sie bereits an anderer Stelle (Kapitel 2) vorgestellt wurden, z.B. Interaktionstechniken, Datenstrukturen etc. bzw. alles, was in Dialogsprachen nützlich und sinnvoll ist.

Die untere Ebene ist durch eine niedere, maschinenorientierte Programmiersprache repräsentiert. Sie garantiert Effizienz und Zugriff zur Hardware. Beide Sprachen sind innerhalb des Systems durch Zugang zu gemeinsamen Datenstrukturen, durch gemeinsame Operationen und eine ähnliche Syntax gekoppelt.

Die Dialogsprache wird wie üblich zunächst nur interpretativ ausgeführt. Programme der niederen Programmiersprache werden grundsätzlich compiliert. Auf der Dialogebene steht anders als auf der unteren Sprachebene Ausführungseffizienz nicht unbedingt im Vordergrund. Da jedoch die Unterschiede in der Ausführung zwischen den beiden Sprachebenen in dieser Form zu krass sind und zudem trotz grosser Ähnlichkeit noch Syntaxunterschiede bestehen, sollten auch die im Dialog erstellten Programme der oberen Ebene compilierbar sein. Insgesamt ergeben sich demnach 3 Ausführungsebenen:

- Interpretation auf Dialogebene,
- Compilation auf Dialogebene und
- Compilation auf der niederen, maschinenorientierten
  Ebene.

Abb. 3 zeigt eine grobe Übersicht über die Struktur des Dialogsystems XDS.

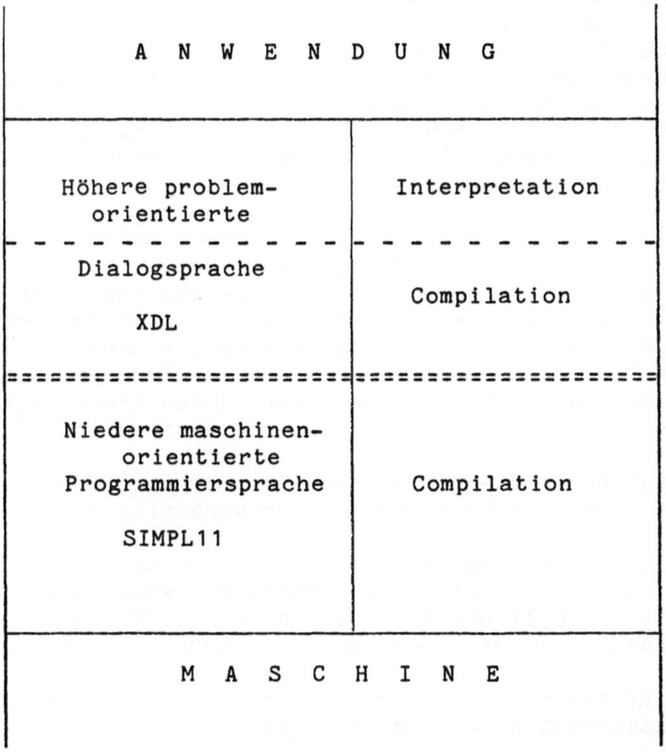

```
         A  N  W  E  N  D  U  N  G

  +------------------------+------------------------+
  | Höhere problem-        | Interpretation         |
  |    orientierte         |                        |
  | - - - - - - - - - - -  | - - - - - - - - - - -  |
  | Dialogsprache          |                        |
  |                        | Compilation            |
  |      XDL               |                        |
  |========================|========================|
  | Niedere maschinen-     |                        |
  |    orientierte         |                        |
  | Programmiersprache     | Compilation            |
  |                        |                        |
  |    SIMPL11             |                        |
  +------------------------+------------------------+

         M  A  S  C  H  I  N  E
```

Abb. 3

Vorgegeben ist die Anwendung. Der Benutzer implementiert die Anwendung in XDL. XDL wiederum ist in SIMPL11 implementiert. SIMPL11 hat direkten Zugriff zur Hardware. Der Benutzer hat Zugang zu allen Ebenen des Systems. Aufgabe ist es, Daten und Programme für die Anwendung so zu erzeugen, dass sie im Sinne der Anwendung optimal auf der Maschinen-Hardware operieren.

Es ist zu beachten, dass der Sprachumfang in allen drei Ebenen verschieden ist. Der Übergang von Interpretation zur Compilation im

Dialog und weiter zur maschinennahen Programmierung ist sowohl mit Spracheinschränkungen als auch -erweiterungen verbunden.

Auf den beiden Ebenen von XDL sind die Unterschiede zwischen Interpretation und Compilation gering. Einige nur aufwendig compilierbare Konstrukte der interpretativen Ebene sind auf den darunterliegenden Ebenen verboten. Betroffen sind davon typisch interaktive Sprachelemente, z.B. Möglichkeiten interaktiver Ablaufsteuerung, Löschen von Objekten aus der Dialogumgebung etc. Der Kern der Dialogsprache bleibt bei Compilation jedoch erhalten. Der Sprachumfang bei Compilation ist eine Untermenge des interpretativ ausführbaren Sprachumfangs.

Beim Übergang zur maschinennahen Programmierung sind die Unterschiede stärker ausgeprägt. Es existiert eine nicht leere Durchschnittsmenge von Sprachkonstrukten, die auf der höheren wie auf der niederen Ebene gleich definiert sind. Zusätzlich gibt es Konstrukte, die jeweils nur auf einer Ebene vorhanden sind. Auf der Dialogebene sind z.B. die Möglichkeiten der Datenstrukturierung stärker ausgeprägt. Umgekehrt bietet nur die niedere Ebene maschinenorientierte Objekte und Operationen an.

Durch die Aufteilung in Sprachebenen mit unterschiedlichem syntaktischem Umfang bürdet man allerdings dem Benutzer zusätzliche Schwierigkeiten auf. Doch sollten die sich hieraus ergebenden Probleme nicht überbewertet werden. Man gewinnt dafür den Vorteil, dass jede Sprachebene für sich optimal konzipiert werden kann. Im Hinblick auf die bereits aufgestellten Kriterien für ein operationelles Bildverarbeitungssystem können auf jeder Ebene bestimmte Forderungen besonders gut erfüllt werden. Hieraus resultiert:

- <u>Interpretation im Dialog</u> erlaubt hohe Benutzerflexibilität bei reduzierter Ausführungseffizienz.

- <u>Compilation im Dialog</u> erhöht die Ausführungseffizienz interaktiv erstellter Programme, wobei auf interaktive Möglichkeiten verzichtet wird, der Sprachumfang sonst jedoch erhalten bleibt.

- Höchste Effizienz und direkten Zugriff zu allen Hardwarekomponenten wird durch <u>niedere, maschinennahe Programmierung</u> erzielt, wobei sowohl interaktive Möglichkeiten aufgegeben als auch Einschränkungen bezüglich höhersprachlicher, problemorientierter Sprachelemente hingenommen werden.

4.1.1   Niedere Programmiersprache (SIMPL11)

Es gibt verschiedene Möglichkeiten, die im letzten Abschnitt eingeführte untere Sprachebene zu realisieren. Aus der Informatik sind hierfür eine Reihe spezieller Programmiersprachen bekannt, hauptsächlich für Aufgaben der Systemprogrammierung (vgl. VAN DER POEL, MAARSEN 1974). Grundsätzlich gibt es die Möglichkeit, maschinenspezifische Konstrukte direkt in eine höhere Programmiersprache einzubauen. Ein anderer Weg wäre es, wenn man keine maschinenspezifischen Sprachkonstrukte zulässt. Im ersten Falle wird die Portabilität der erstellten Software beträchtlich erschwert. Im zweiten Falle ist die Portabilität zwar leichter, dafür ist die Programmierung in Assembler nicht immer zu umgehen.

Ein typischer Vertreter der ersten Klasse ist die von WIRTH (1968) entwickelte Programmiersprache PL360; ein Vertreter der zweiten Klasse die von RICHARDS (1969) vorgestellte Sprache BCPL. Einen Überblick uber verschiedene niedere Programmiersprachen gibt SANTO (1972).

PL360 war der Ausgangspunkt für eine Reihe darauf aufbauender Sprachentwicklungen. Die von uns entwickelte niedere Programmiersprache SIMPL11 gehört ebenfalls zur Klasse der PL360-artigen Sprachen. Folgende Ziele sollten erreicht werden:

- Vollständige Unabhängigkeit von Assemblerprogrammierung,

- voller Zugriff zu allen Hardwarekomponenten,

- möglichst kein Verlust an Effizienz gegenüber Assembler,

- Integration in das vorhandene Betriebssystem - in unserem Falle das des Herstellers -, um ohne Einschränkungen alle Betriebsmittel verwenden zu können.

Für den zuletzt genannten Punkt, der häufig nicht genügend beachtet wird, waren ökonomische Überlegungen massgebend. Fragen der Portabilität standen nicht im Vordergrund. Portabilität ist mit der Forderung nach Hardwarekontrolle auch schwer vereinbar. Eine kurze Übersicht über die wichtigsten Elemente von SIMPL11 bzw. eine genaue Sprachbeschreibung enthalten PFEIFFER (1978, 1976). Im weiteren sollen nur einige generelle Zusammenhänge zwischen SIMPL11 und XDL diskutiert werden.

Bei Konzipierung von SIMPL11 und XDL wurde eine weitgehend gleichartige Syntax angestrebt. Folgende Syntaxstrukturen sind in beiden Sprachen gleich definiert:

- Ausdrücke,

- Kontrollstrukturen,

- Reihungen und Verbunde,

- elementare Datenojekte,

- Prozeduren (mit Einschränkungen).

Da trotzdem nicht unwesentliche Unterschiede zwischen den beiden Sprachebenen verbleiben, kann nicht einfach ein im Dialog erstelltes Programm automatisch auch in SIMPL11 übersetzt werden. Jedoch erlaubt die syntaktische Ähnlichkeit einen leichten Übergang von XDL nach SIMPL11, d.h. im Dialog entwickelte Programme können auf einfache Weise (von Hand) maschinennah umgeschrieben werden, wenn dies von der Anwendung her erforderlich ist. Allerdings sind für die Programmierung in SIMPL11 Kenntnisse der Maschinenstruktur unerlässlich. Deshalb bleibt eine derartige Transformation "von Hand" erfahrenen Systemprogrammierern vorbehalten.

SIMPL11 gewährleistet innerhalb des Dialogsystem XDS Effizienz und Zugang zur Hardware. Zusätzlich wird SIMPL11 als Implementierungssprache für das gesamte Dialogsystem verwendet. Dies hat zwei vorteilhafte Konsequenzen: Einmal kann XDS auf Grund der niedersprachlichen Eigenschaften von SIMPL11 optimal implementiert werden. Ausserdem existieren alle Elemente der Ebene von XDS auf einer tieferen Ebene als SIMPL11-Objekte. Da SIMPL11 gleichzeitig in XDS eingebettet ist, lassen sich Systemerweiterungen bzw. -anpassungen relativ einfach durchführen.

Um anzudeuten, dass alle Teile von XDS auf der unteren Sprachebene implementiert und von dort aus zugreifbar sind, wird diese Ebene künftig einfach als die <u>Implementierungsebene</u> bezeichnet.

4.1.2   Einbettung der niederen Programmiersprache SIMPL11
          ----
          in die Dialogumgebung

Für die Einbettung von SIMPL11 in XDS ist der Begriff der Umgebung notwendig. Unter einer Umgebung verstehen wir die Menge aller Objekte, Werte und Operationen, die zu einem bestimmten Zeitpunkt verfügbar sind (ROHLFING 1976). Aktionen - ob im Dialog oder in SIMPL11 - können nur innerhalb der jeweils gültigen Umgebung stattfinden. Die Wirkung von Aktionen führt zu Zustandsänderungen in der Umgebung. Wichtig in diesem Zusammenhang ist, dass die Transparenz zwischen den verschiedenen Sprachebenen des Dialogsystems durch unterschiedliche Umgebungen eingeschränkt ist.

Beim Übergang von Interpretation im Dialog zur Compilation treten keine Schwierigkeiten auf. Mit Ausnahme einiger bei compilativer Ausführung verbotener Operationen ist die Umgebung gleich. Dies gilt insbesondere für die Menge der Objekte und deren Werte bei

Interpretation bzw. Compilation.

Im Gegensatz hierzu ist die Umgebung des Dialogs eine Untermenge der niederen Ebene. Da SIMPL11 als Implementierungssprache verwendet wird, sind alle im Dialog erzeugten Objekte - ob Daten oder Operatione -, in der Umgebung von SIMPL11 enthalten. Spezielle, als Betriebsmittel in SIMPL11 vordefinierte Prozeduren erlauben die Kommunikation mit der Umgebung des Dialogs.

Im umgekehrten Falle sind nicht alle Objekte und Operationen aus der niederen SIMPL11-Ebene im Dialog verfügbar. Deshalb müssen besondere Mechanismen existieren, die die Verbindung zwischen der niederen Ebene und der Dialogebene regeln. Von der Ebene des Dialogs aus gesehen handelt es sich um externe Objekte, die wiederum in externe Programmobjekte und externe Datenobjekte zu unterscheiden sind.

Alle externen Objekte unterscheiden sich von den intern im Dialog erzeugten grundlegend dadurch, dass sie nicht dynamisch verwaltet werden können. Sie sind von vornherein im System vorhanden und belegen einen fest definierten Speicherbereich. Ihre Existenz kann der Dialogumgebung zwar mitgeteilt bzw. diese Kenntnis kann ihr wieder entzogen werden, jedoch können sie nicht dynamisch erzeugt und vernichtet werden.

4.1.2.1 Externe Programmobjekte

Die in XDS existierenden ausführbaren Objekte können in drei Klassen unterteilt werden:

i) Zunächst existieren nur die in der Sprache definierten bzw. durch die Implementierung vorgegebenen Kommandos und Prozeduren. Trivialerweise müssen zu Beginn einige ausführbare Objekte vorhanden sein, da sonst weitere Aktionen unmöglich wären.

ii) Hierauf basierend werden im Dialog über die Dialogsprache XDL weitere ausführbare Objekte aufgebaut. Dies ist der übliche Weg, im Dialog Anwendungsprogramme zu erzeugen.

iii) Schliesslich können externe ausführbare Objekte angeschlossen werden. Hierbei handelt es sich entweder um Programme, die erst im Dialog erzeugt wurden, dann aber wieder auf die untere Implementierungsebene zurückgeführt wurden, oder es handelt sich um Programme, die mit den Elementen von XDL nicht formulierbar sind, die aber auch nicht in das primäre Basis-Dialogsystem hineingehören, z.B. Programme für spezielle Hardwareeinrichtungen.

Extern ausführbare Objekte müssen sowohl auf der Ebene des Dialogs als auch auf der unteren Implementierungsebene bekannt sein. In die Dialogumgebung wird eine Beschreibung des externen Objektes zusammen mit einer Referenz auf das Objekt eingefügt. Die Realisierung findet extern statt. Bezogen auf Prozeduren heisst dies, dass in der Dialogumgebung nur der Pozedurkopf und ein auf eine externe Referenz reduzierter Prozedurrumpf existieren.

Aus dem bisher Gesagten wird klar, dass die externe Realisierung eines Prozedurrumpfes nicht notwendigerweise in SIMPL11 erfolgen muss. Zwar liegt es nahe, SIMPL11 als Implementierungssprache generell einzusetzen, jedoch kann prinzipiell auch jede andere Programmiersprache verwendet werden, sofern entsprechende Konventionen für die Schnittstelle zwischen Dialog- und externer Umgebung eingehalten werden. Interessant kann dies werden, wenn bereits existierende Programme - z.B. ein FORTRAN-Programmpaket, dessen erneutes Codieren aus ökonomischen Gründen wenig sinnvoll wäre - in das Dialogsystem integriert werden soll. Beispiele hierfür werden weiter unten angegeben.

4.1.2.2 Externe Datenobjekte

Ausser externen ausführbaren Objekten können - von der Dialogumgebung aus betrachtet - auch externe Datenobjekte existieren. Zwei verschiedene Klassen müssen unterschieden werden:

i) Datenobjekte, die zwar ausserhalb der Dialogumgebung erzeugt werden, jedoch im gleichen Adressraum wie Datenobjekte innerhalb der Dialogumgebung existieren. Beispiele sind Daten in externen Programmen, die vom Dialog aus zugänglich sein müssen, z.B. Variable oder extern definierte Bildmatrizen. Darunter fallen auch interne Implementierungsparameter des Dialogsystems selbst. Gewöhnlich sind diese vor dem Benutzer verborgen, können aber als externe Datenobjekte in der Dialogumgebung sichtbar werden.

Wie im Falle externer Programmobjekte existiert in der Dialogumgebung eine Beschreibung der externen Datenobjekte, zusammen mit einer Referenz auf dieselben. Eine besondere Systemprozedur schafft die Verbindung zwischen externer Datenrealisierung und der Dialogumgebung.

ii) Datenobjekte, die physikalisch ausserhalb des Adressraums der Dialogumgebung existieren. Beispiele sind externe Bildspeicher, Echtzeit-Transformationstabellen für Sichtgerätesteuerungen (Video Lookup Tables) oder auf peripheren Speichergeräten wie Platte oder Band residierende Datenobjekte. In allen Fällen ist ein besonderer, oft komplexer Datenzugriff erforderlich. Ausserdem kann der Zugriff bestimmten Restriktionen unterliegen. Das bedeutet, dass der Zugriffsweg für jedes Datenojekt speziell implementiert und die Syntax möglicherweise von Objekt zu Objekt unterschiedlich definiert werden muss. Vor beidem sollte der normale Benutzer des Dialogsystems bewahrt werden. Das eine ist zu schwierig, das andere zu gefährlich, denn ebenso wie der Benutzer vor den Besonderheiten der Hardware, muss das System vor unkontrollierten Änderungen durch den Benutzer geschützt werden.

Als gangbarer Ausweg verbleibt in dieser Situation die Möglichkeit, physikalisch extern realisierte Datenobjekte von vornherein in die Sprache aufzunehmen, auch wenn es sehr spezielle, nur für eine bestimmte Anwendung benutzte Hardwarekomponenten sind. Mit dem Hilfsmittel SIMPL11 ist dies von Fall zu Fall für einen geübten Systemprogrammierer einfach und schnell durchzuführen. Es muss aber betont werden, dass dies derzeit nur als Kompromisslösung angesehen wird, denn der Kern der Dialogsprache muss unnötig spezialisiert werden. Änderungen der Peripherie, die zwar i.A. nur selten vorkommen, bedeuten jedes mal einen Eingriff in die Sprache selbst.

4.2 Konsequenzen aus der Aufteilung in Sprachebenen

4.2.1 Benutzergruppen und Sprachebenen

Es liegt nahe, den unterschiedlichen Sprachebenen auch unterschiedliche Klassen von Benutzern zuzuordnen. Natürlich soll kein Benutzer per Zwang auf eine bestimmte Sprachebene festgelegt werden. Doch zeigt die Praxis, dass es zweckmässig ist, wenn nicht alle Benutzer auch vollen Gebrauch von allen im System vorhandenen Möglichkeiten machen. Auch sollte die im folgenden gegebene Zuordnung von Sprachebenen zu Benutzergruppen nicht zu starr gesehen werden.

Interpretative Ausführung im Dialog.

Auf der höchsten und flexibelsten Dialogebene sind zwei Anwendungsarten zu unterscheiden. Wenn wir einmal davon ausgehen, dass auf der Implementierungsebene bereits eine adäquate Anwendungsumgebung erzeugt wurde (vgl. Kap. 6), dann gibt es die Möglichkeit, ausschliesslich die bereits vorhandenen Operationen zu verwenden. Diese sind zweckmässigerweise Menus, Berührungsfeldern oder Drucktasten zugeordnet. Die Bedienung des Systems ist extrem einfach. Der Benutzer benötigt nur ein Verständnis der Anwendungsprobleme aber keine Kenntnis von Programmierung oder Rechnern.

Genügen die vorhandenen Operationen nicht, so können einfache
Änderungen im Dialog flexibel ausgeführt werden. Es sollten jedoch
keine tiefergehenden Programmodifikationen an der Konsole im Dialog
durchgeführt werden. Interaktive Programmentwicklung sollte auf
einfache und leicht überschaubare Programiertätigkeiten beschränkt
bleiben. Diese können dann jedoch auch von mehr anwendungsorientierten Benutzern nach kurzer Anlernzeit selbständig durchgeführt
werden. Typische Tätigkeiten, an die hierbei gedacht wird, sind

- einfache Änderungen in Algorithmen, z.B. Variation
  von Parametern,

- Zusammensetzen vorhandener Prozeduren zu neuen Kommandos,

- Zuordnung von Operationen zu Drucktasten oder Berührungsfeldern,

- Aufbau neuer bzw. Änderungen vorhandener Menus,

- Austesten bzw. Ausprobieren neuer Algorithmen durch
  erfahrene Programmierer.

Compilation von Dialogprogrammen.

Im wesentlichen treffen dieselben Überlegungen wie oben zu. Compiliert werden ausgetestete, regelmässig benutzte, im Dialog erstellte Prozeduren. Bei einem Bildverarbeitungssystem für Routineanwendungen werden zuletzt nur compilierte Prozeduren entweder
auf Implementierungsebene oder auf Dialogebene vorhanden sein. Interpretiert werden dann nur noch die direkten Eingaben von der Konsole, und diese wiederum initiieren komplexere, compiliert vorliegende Operationen. Das System geht allmählich in ein rein komman-
doverarbeitendes über.

Niedere, maschinenorientierte Implementierungsebene.

Die unterste Ebene bleibt allein Experten mit umfangreicher Programmiererfahrung vorbehalten. Typische Programmiertätigkeiten sind
auf dieser Ebene

- Implementierung zeitkritischer oder maschinenab-
  hängiger Algorithmen,

- Verbindung (Interface) zum Betriebssytem, z.B. Integration spezieller Betriebssystemdienstleistungen
  oder

- Spracherweiterungen.

Diese Tätigkeiten können einem in der Programmierung unerfahrenen Anwender nicht überlassen bleiben. Auf Implementierungsebene sind schwerwiegende Eingriffe in das System möglich, die sogar zur völligen Zerstörung des Systems führen können. Der Benutzer muss für alle Operationen auf der Implementierungsebene die volle Verantwortung tragen.

4.2.2   Aufteilung des Anwendungssystems in Kern und Hülle

Die in Kapitel 3.1 geforderten Erweiterungsmöglichkeiten (Offenes Dialogsystem) lassen sich durch die Aufteilung in Sprachebenen einfach erfüllen. Auf der Dialogebene wird die primäre Basissprache zunächst möglichst gering gehalten. Ein Grundstock an Syntax muss natürlich vorgegeben werden, z.B. für elementare Datenobjekte, Ausdrücke, Prozeduren etc. Der Rest - sowohl an System- als auch an Anwendungskomponenten - wird erst bei aktuell auftretendem Bedarf über externe Prozeduren und Kommandos realisiert. Viele Systemfunktionen lassen sich auch einfach auf bereits vorhandene Dienstleistungen des Betriebssystems zurückführen, andere müssen auf der Implementierungsebene neu (mit SIMPL11) erzeugt werden.

Das vollständige, für ein praktische Anwendung benutzte Dialogsystem besteht also aus zwei Teilen. Den <u>Kern</u> bildet ein nacktes, unspezifisches Minimalsystem, mit dem in dieser Form allein nicht gearbeitet werden kann. Die Dialogsprache XDL ist das Kommunikationsmedium zwischen Benutzer und System. Um dieses Kernsystem herum wird eine <u>Hülle</u> erzeugt, die alle weiteren Komponenten des Anwendungssystems enthält. Diese werden in zwei Gruppen unterteilt. Die eine umfasst allgemeine Systemdienstleistungen, z.B. Eingabe/Ausgabe, Verbindung zum Dateisystem etc. Die andere Gruppe umfasst alle anwendungsspezifischen Komponenten, z.B. die dedizierte Hardware oder Bildoperationen.

Analog zu der bei Betriebssystemen üblichen Generierungstechnik durchläuft das Dialogsystem nach dem Starten eine Initialisierungsphase (Bootstrap), in der die Hülle und damit die aktuelle Systemumgebung erzeugt wird. Beim Übergang auf eine andere Anwendung - z.B. von der Röntgendiagnostik zur Nuklearmedizin - muss dann nur die Hülle neu erzeugt bzw. ausgetauscht werden. Das innere Kernsystem bleibt davon unberührt. Ebenso sind Änderungen im Dialogsystem dann leicht durchzuführen, wenn sie nur Eingriffe in die Hülle und nicht in den Kern des Systems erfordern.

5. ELEMENTE DES DIALOGSPRACHENKERNS

Im vorigen Kapitel wurde das vollständige Dialogsystem XDS in ein allgemeines, nicht spezialisiertes Kernsystem und in eine die spezielle Anwendung enthaltende Hülle unterteilt. In diesem Kapitel werden die Elemente der Dialogsprache XDL näher beschrieben. Ein grosser Teil der verwendeten Sprachkonzepte ist ähnlich wie in anderen Programmiersprachen definiert und kann als bekannt vorausgesetzt werden. Es ist sicher vernünftig, die in langjähriger Forschungsarbeit entwickelten und in praktischer Erfahrung bewährten Sprachkonzepte beizubehalten. Andererseits war es aber auch nicht unser Bestreben, alle die in höheren Programmiersprachen geläufigen Sprachkonstrukte in XDL zu übernehmen. Die Auswahl sollte auf einfache und unbedingt notwendige Konzepte beschränkt bleiben. Ebenso sehen wir den im folgenden vorgestellten Sprachumfang nicht als absolut feststehend an. Praktische Erfahrungen im Umgang mit XDL können und sollen durchaus noch zu Veränderungen bzw. Verbesserungen führen.

In der folgenden Darstellung werden Sprachelemente, die als bekannt gelten können, nur kurz gestreift. Der Vollständigkeit halber werden sie erwähnt, jedoch nicht im Detail ausgeführt. Der Schwerpunkt soll mehr auf der Diskussion neuer bzw. für die Interaktion charakteristischer Konzepte liegen. Eine vollständige Beschreibung der Syntax wird im Anhang gegeben.

5.1   PROGRAMMIERSPRACHENELEMENTE

5.1.1   Datenobjekte

Die Menge aller Datenobjekte ist - wie allgemein üblich - in einfache und zusammengesetzte unterteilt. Einfache Datenobjekte sind in XDL bereits vordefiniert. Sie repräsentieren Objekte, die durch die Speicherstruktur der Maschine physikalisch vorgegeben sind bzw. die auf Grund von Anwendungskriterien sinnvoll und nützlich erscheinen. Wir unterteilen die einfachen Datenobjekte in elementare, nicht bildverarbeitungsbezogene und in speziell auf die Bildverarbeitung orientierte Objekte. Zusammengesetzte Datenobjekte werden vom Benutzer aus den Bausteinen der elementaren Datenobjekte zusammengesetzt.

Grundsätzlich gilt die Regel, dass allen Objekten der Dialogumgebung ein benennbarer Typus zugeordnet ist, auch z.B. externen Speichermedien oder Prozeduren. Deshalb ist eine - im Vergleich mit anderen Programmiersprachen - relativ grosse Menge einfacher Datentypen in XDL vordefiniert.

5.1.1.1 Elementare Datenobjekte

Die folgende Tabelle zeigt eine Übersicht über die Typen vordefinierter elementarer Datenobjekte zusammen mit Beispielen aus ihrem Wertebereich:

Typbezeichnung	Beispiele aus dem Wertebereich
BOOL	TRUE, FALSE
CHAR	"A, "B, "!
STRING	´STRING´
BYTE	
INT	1234, -1234
REAL	3.14, 0.314E 1
SYMBOL	$NAME
TYPE	BOOL, CHAR, ...
FILE	SY:FILE.EXT, SY:, :FILE
PROC	

Die Datenobjekte BOOL, CHAR, INT, REAL sind wie üblich definiert. Eine eingehende Diskussion erübrigt sich deshalb. STRING ist ein

Sonderfall des Typs CHAR. Einzelne Zeichen werden durch den Typus CHAR repräsentiert. Eine Sequenz von Null oder mehr Zeichen kann durch einen STRING dargestellt werden. Im Gegensatz zu ein-dimensionalen Arrays von CHAR´s kann die Länge eines Strings variabel sein. Der Datentypus BYTE trägt der Tatsache Rechnung, dass Bytes gewöhnlich die kleinsten adressierbaren Speicherzellen in Rechnern sind und i.a. zur Repräsentation einzelner Bildelemente verwendet werden, falls die dadurch erzielte Auflösung ausreicht.

Der Wertebereich von SYMBOL umfasst die Bezeichnungen von Datenobjekten, also Identifikatoren oder Namen.

Eine Untermenge der Menge von Identifikatoren sind die Bezeichnungen der Datentypen selbst, gleich ob einfache, vordefinierte oder zusammengesetzte, vom Benutzer definierte. Die Menge aller Datentypbezeichnungen wird durch den Typus TYPE beschrieben.

Das Datenobjekt FILE bezeichnet im allgemeinen Falle Dateien auf externen Speichermedien. Eine Datei wird durch Angabe des Speichermediums, des Dateinamens und einer optionalen Extension zum Dateinamen beschrieben. In einem Sonderfall kann der Dateiname weggelassen werden. Das File bezeichnet dann lediglich ein externes Gerät. In Verallgemeinerung des File-Begriffs darf die Bezeichnung des externen Speichers weggelassen werden. Das File wird dann im internen Speicher der Maschine lokalisiert. Letztere Verallgemeinerung ist sinnvoll. Alle Eingabe/Ausgabe-Operationen, insbesondere formatiertes Lesen und Schreiben, sind dann ohne zusätzliche Hilfsmittel direkt in der internen Speicherumgebung möglich.

Das Datenobjekt PROC bezeichnet ausführbare Objekte, d.h. Prozeduren. Als Prozedur-Konstante wird der Programmtext aufgefasst. Im Falle der indirekten Ausführung ist das der Prozedurtext, bestehend aus Prozedurkopf und -rumpf, im Falle der direkten Ausführung eine ausführbare Einheit.

In Abweichung zu den meisten Programmiersprachen fassen wir SYMBOL, TYPE, FILE, PROC als eigene Datentypen auf. Hierfür gibt es zwei Gründe:

Zum einen können viele Operationen in XDL dadurch konsistenter beschrieben werden. Dies trifft für FILE zu. Die Kommunikation mit einem vorhandenen File-System lässt sich syntaktisch wesentlich einfacher beschreiben, wenn für Eingabe/Ausgabe-Operationen ein entsprechender Datentypus vorhanden ist.

Zum anderen werden die Datentypen SYMBOL, TYPE, PROC erforderlich, wenn der Dialogsprachenkern um weitere Systemprozeduren extern erweitert werden soll. Die Integration etwa eines SAVE-Kommandos (vgl. 5.2.4.2) erfordert den Typus TYPE zur Beschreibung aller Objekte, die zu einem bestimmten Typus gehören. PROC wird benötigt, um z.B. einem Kommando unterschiedliche Prozeduren zuordnen zu können.

Operationen

Im Kern von XDL sind zu Beginn nur einige wenige Operationen vordefiniert. Eigentlich sind überhaupt keine Operationen notwendig,
da sie alle extern realisiert und während der Initialisierungsphase
in das System eingebaut werden können. Doch ist es sinnvoll, diejenigen Operationen, die bereits in der Hardware realisiert sind
bzw. die häufig benutzt werden, gleich in die Sprache aufzunehmen.
Ausserdem lässt sich die Ausführung syntaktisch vordefinierter
Operationen etwas effizienter implementieren als die extern er-
zeugter. Deshalb sind in der Syntax von XDL einige arithmetische
Grundoperationen für numerische Objekte und Bilder wie Addition,
Subtraktion, Multiplikation und Division bereits enthalten. Wei-
terhin sind die üblichen relationalen Operatoren (EQ, NE, LT, GT,
LE, GE) sowie Konjunktion (AND), Disjunktion (OR) und Negation
(NOT) definiert. Einzelheiten hierzu sind der Syntax im Anhang zu
entnehmen.

5.1.1.2 Zusammengesetzte Datenobjekte

Im Gegensatz zu den einfachen Datenobjekten weisen die die zusammengesetzten eine innere Struktur auf. Ihre Komponenten sind aus
elementaren oder bereits definierten, zusammengesetzten Objekten
aufgebaut. Entsprechend der jeweiligen Form des Zusammensetzens
werden wie üblich zwei Arten unterschieden, nämlich Felder (Arrays)
und Verbunde.

Arrays

Arrays bestehen aus einer festen Zahl von Einzelkomponenten, die
alle vom gleichen Typ sein müssen. Anzahl und Typ der Einzelkomponenten werden in einer Deklaration festgelegt. Der Zugriff zu den
Einzelkomponenten erfolgt durch Indizes.

Verbunde

Verbunde bestehen aus einer festen Zahl von Einzelkomponenten, die
im Unterschied zu Arrays verschiedene Typen haben dürfen. Anzahl
und Struktur der Einzelkomponenten wird in einer Deklaration festgelegt. Dabei erhält jede Komponente einen eindeutigen Identifikator zugeordnet. Aus Verbunden können wiederum Arrays aufgebaut
werden. Verbunde sind der eigentliche Mechanismus, mit dem die vorgegebene Menge elementarer Datentypen um neue erweitert wird. Die
Komponententypen eines Verbundes können der Menge der elementaren

Datentypen entstammen oder sie können wiederum Verbunde sein. Verboten sind dabei Prozeduren und rekursive Verbunde. Der Zugriff zu den Einzelkomponenten erfolgt entweder durch Bezeichnung der Identifikatoren oder durch Indizes.

<u>Beispiel:</u>

Für interaktives Arbeiten ist es zweckmässig, eine sog. "Menu-Technik" einzuführen. Sie erlaubt auf einfache Weise, eine Auswahl aus vorgegebenen Operationen zu treffen (vgl. 6.1.2). Unter anderem wird dabei ein Menu-Datenobjekt benötigt, das sich einfach als ein Verbund darstellen lässt:


```
STRUCT   POINT:
         X, Y : INT
END


STRUCT   MENU :
         POS  : POINT
         EXEC [20], IDENT [10] : STRING
END


DECL     ARRAY   MEN [5]   :   MENU    END
```


Der Verbund MENU besteht aus einem Unterverbund POINT und je einem String EXEC und IDENT mit jeweils vorgegebener Länge, die nicht überschritten werden darf. Die folgende Deklaration erzeugt einen Array aus fünf Menukomponenten. Ein eigenes zu MENU gehörendes Systemkommando DMENU (vgl. 6.1.2) gibt Menus auf dem Bildschirm aus. Die Strings mit dem Identifikator IDENT werden an den Positionen POS dargestellt. Bei Selektion eines dargestellten Strings (z.B. mit dem Lichtgriffel) wird der zugehörige String EXEC ausgeführt.

Die folgenden Beispiele zeigen Zugriffsmöglichkeiten zu den Me-
nu-Komponenten. Die Schreibweisen in den beiden Spalten links und
rechts sind äquivalent.


```
MEN[1].POS.X          MEN[1].[1].[1]
MEN[1].EXEC           MEN[1].[2]
MEN[1].IDENT[4]       MEN[1].[3] [4]

MEN[1].POS.X
    ..Y               MEN[1].POS.Y
    .EXEC             MEN[1].EXEC
```


Der Zugriffspfad zu Komponenten eines Verbundes bleibt lokal erhalten. Deshalb muss bei aufeinanderfolgenden Zugriffen zu gleichen
Subkomponenten der Zugriffspfad nur einmal durch expizite Bezeichnung aller Identifikatoren beschrieben werden. Dies kann die
Schreibarbeit im Dialog erheblich verkürzen.

5.1.1.3 Bildverarbeitungsorientierte Datenobjekte

Speziell für die Bildverarbeitung ist es sinnvoll, zwei Typen von
Datenobjekten in XDL vorzudefinieren, nämlich

FRAME und
IMAGE.

Images beschreiben Bilder bzw. Bildserien, Frames Ausschnitte aus
Bildern. Images dürfen mit Frames indiziert sein. Der Typ der Bildelemente ist gewöhnlich durch die Hardware bestimmt und deshalb
standardmässig in der Implementierung vordefiniert - in unserem
Falle als Byte. Doch kann der Typ der Bildelemente auch explizit
als BOOL, BYTE, INT oder REAL gewählt werden. Für Images sind die
arithmetischen Operationen +, -, *, / vordefiniert. Sie werden immer zwischen korrespondierenden Bildelementen ausgeführt. Für
Frames sind die Operationen +, -, * vorhanden, die als Ver-
einigung, Subtraktion und Durchschnitt interpretiert werden.

Auf weitere Einzelheiten soll hier nicht eingegangen werden. Eine
Besonderheit sei jedoch noch erwähnt. Es gibt reichhaltige Möglichkeiten, Frame-Konstanten zur Spezifizierung von Sub-Bildern zu
formulieren. Da bei Bildern die Orientierung der Achsen unterschiedlich sein kann, diese bei Bildoperationen jedoch eine Rolle
spielt, kann die Orientierung von Bildern explizit spezifiziert
werden. Sei z.B. IM[256,256,256] eine Bildserie, in der die Bild-

elemente in der Reihenfolge   x, y, t   sortiert sind, dann bezeichnen folgende Formulierungen denselben Ausschnitt aus der Serie:


```
/FRAME: 10_200, 1_256, 20_100 / => FR

IM [10_200, 1_256, 20_100]
IM [%Z = 20_100, %X = 10_200, %Y = 1_256]
IM [%Z = 20_100, %X = 10_200, %Y =  $ ]
IM [FR]
```


Die Objekte   %X, %Y, %Z   sind extern definiert (vgl. 5.1.1.6),
das Zeichen   "$" repräsentiert den maximalen Wertebereich in der
jeweiligen Dimension.

5.1.1.4 Deklaration von Objekten

Objekte werden entweder explizit durch eine Deklaration oder implizit aus dem Kontext erzeugt. Die Möglichkeit der impliziten Deklaration wurde zugelassen, um überflüssige Schreibarbeit beim Arbeiten im Dialog zu vermeiden. Implizite Erzeugung von Objekten
findet immer statt, wenn ein Wert einer noch undefinierten Variablen zugewiesen wird. Die Umdeklaration bereits definierter Variabler ist jedoch ausdrücklich verboten.

Beispiele für explizite Deklarationen:


```
DECL    B1 = TRUE,    B2 = FALSE              : BOOL,
        S = 'DIES IST EIN STRING'            : STRING,
        N1, N2 = 5; N3                        : INT,
        R1[10], R2[3] = 5                     : REAL
        DEV = SY:TEMP.FIL                     : FILE
        IM1 [128,128] : IMAGE, IM2 [64,64] : REAL IMAGE
END
```

5.1.1.5 Aktuelle Datenobjekte

Häufig arbeitet man im Dialog längere Zeit mit den gleichen Objekten, z.B. bei Ausführung einer Reihe von Verarbeitungsoperationen auf dasselbe Bildobjekt. Meistens ist es dann lästig, jedesmal wieder den Identifikator des Objektes explizit nennen zu müssen. Einfacher wäre es, dieses Objekt als das aktuelle zu vereinbaren und mit einem besonderen Symbol zu kennzeichnen. Alle weiteren Operationen können sich dann auf das vereinbarte aktuelle Objekt beziehen.

In XDL ist dies in der Weise realisiert, dass zu jedem Datentyp - ob vordefiniert oder vom Benutzer erzeugt - ein aktuelles Objekt existieren kann.

Generell ist das Sonderzeichen "$" der Bedeutung "aktuell" zugeordnet. Das Zeichen "$" kann in verschiedenen Zusammenhängen eine unterschiedliche Bedeutung annehmen. Im vorliegenden Falle werden aktuelle Objekte durch Nennung des Datentyps und Anhängen des Aktuell-Zeichens "$" gekennzeichnet.

Da die vordefinierten Datenobjekte gewöhnlich am häufigsten benutzt werden, sind hierfür Abkürzungen erlaubt. Zur Unterscheidung von benutzererzeugten aktuellen Datentypen wird das Zeichen "$" zweimal angewandt. Die folgende Tabelle gibt eine Zusammenstellung von allen vordefinierten Datenobjekten, deren aktueller Bezeichnung und der Abkürzungen.

Typbezeichnung	Aktuelles Datenobjekt	Abkürzung
BOOL	BOOL$	BO$$
CHAR	CHAR	C$$
STRING	STRING$	S$$
BYTE	BYTE$	B$$
INT	INT$	IN$$
REAL	REAL$	R$$
SYMBOL	SYMBOL$	SY$$
TYPE	TYPE$	T$$
FILE	FILE$	F$$
FRAME	FRAME$	FR$$
IMAGE	IMAGE$	I$$
PROC	PROC$	P$$

Der Begriff der aktuellen Datenobjekte erweist sich in der Verbindung mit Prozeduren als besonders vorteilhaft, weil man Parameter in Prozeduren auf aktuelle Objekte voreinstellen kann. So ist es zweckmässig, alle Bildoperationen auf das aktuelle Image voreinzustellen. Im Normalfall, wenn nichts anderes ausdrücklich verlangt wird, wirken die Operationen dann automatisch auf das aktuell definierte Bild. Durch Angabe eines anderen Bildobjektes bei Prozeduraufruf kann diese Voreinstellung jederzeit übergangen werden.

5.1.1.6 Externe Datenobjekte

Externe Datenobjekte wurden bereits in Kapitel 4 eingeführt. Es wurde zwischen physikalisch ausserhalb des Adressraums realisierten und innerhalb des Adressraums existierenden externen Objekten unterschieden. Extern bezieht sich dabei auf die Dialogumgebung.

Physikalisch ausserhalb des Adressraums realisierte Objekte sind in der Sprachdefinition bereits enthalten (vgl. 4.1.2.2). Die anderen werden durch eine eigene Systemprozedur in die Dialogumgebung eingegliedert.

Beide Arten externer Objekte sind von intern erzeugten zu unterscheiden. Um Namenskonflikte zu vermeiden, sind die Identifikatoren aller externen Objekte durch Voranstellen des Sonderzeichens "%" gekennzeichnet. Z.B. sind die oben bereits erwähnten externen Objekte %X, %Y, %Z anwendungsbezogene Implementierungsparameter, die intern die Orientierung von Images beschreiben und die gleichzeitig in der Dialogumgebung bekannt sind.

Man kann die Existenz externer Datenobjekte auch so sehen, dass in der Dialogumgebung zwei verschiedene, aber gleichberechtigte Bezeichnungssysteme existieren, eines für interne und eines für externe Objekte. Diese Tatsache ist eine unmittelbar Konsequenz des früher aufgestellten Kriterums der Offenheit des Dialogsystems. So können in ein fertiges und abgeschlossenes Anwendungssystem von aussen her neue Datenobjekte in die Dialogumgebung eingebracht werden, ohne dass es Konflikte mit bereits existierenden internen Objekten gibt.

5.1.2 Kontrollstrukturen

Die Auswahl von Kontrollstrukturen orientierte sich an bewährten, aus anderen Programmiersprachen bekannten Konzepten. Sie brauchen deshalb nicht näher erläutert zu werden. Soweit die hier verwendeten Kontrollstrukturen vom üblichen Gebrauch abweichen, wird dies näher begründet.

Kontrollstrukturen werden zur Formulierung von

- Schleifen,
- Bedingungen und
- Sprüngen

benötigt. Für jede dieser Möglichkeiten existieren eine Reihe alternativer syntaktischer Formen.

5.1.2.1 Schleifen

Schleifen werden in unbedingte und bedingte unterteilt. Bei ersteren ist die Anzahl der Schleifendurchläufe fest vorgegeben, bei letzteren hängt die Anzahl der Schleifendurchläufe von einer Bedingung ab, die bei jedem einzelnen Durchlauf neu überprüft wird.

a) __Unbedingte Schleifen__

Syntax:

    "FOR" expression   "UPTO/DOWNTO" expression "DO" Action

__Beispiele:__

```
FOR    10=>X    UPTO    2*X    DO    Action
FOR    10       UPTO    100    DO    Action
FOR    X                       DO    SUM + A[X] => SUM
```

Das letzte Beispiel ist äquivalent mit:

```
FOR    X        DOWNTO    1    DO    SUM + A[X] => SUM
```

Dies ist die übliche Methode, Repetitionen über einen fest vorgegebenen Bereich von Werten auszudrücken. Bei dieser Art der Schleifenformulierung wird vom Programmierer zweierlei vorausgesetzt, nämlich Kenntnis der Reihenfolge, in der die Elemente einer Menge durchlaufen werden und der Datenstruktur, die die Elemente enthält (SHAW und WULF 1980). Im letzten der angegebenen Beispiele etwa wird der Wertebereich in absteigender Reihenfolge durchlaufen und die aufsummierten Elemente gehören zu einem Array.

Abweichend von dieser Schleifenform gibt es noch den Fall, dass die Anzahl der Schleifendurchläufe zwar ebenfalls von vornherein feststeht, die Reihenfolge der Repetitionen jedoch nicht spezifiziert wird. Ein Grund kann sein, dass die Ordnung, in der die Werte einer Menge zu durchlaufen sind, von der Problemstellung her unwichtig ist. Z.B. ist es beim Füllen eines Arrays mit einer Konstante unwichtig, ob der Array von unten oder von oben her gefüllt wird.

Ein anderer Fall ist für die Praxis wichtiger. Wie bereits erwähnt wurde, existieren externe Speicher mit eingeschränkter Zugriffs-

möglichkeit, z.B. Speicher, die nur sequentiell in aufsteigender
Reihenfolge beschrieben werden dürfen. Es gibt dann keine Freiheit,
die Ordnung der Werte bei einer Repetition festzulegen. Die Benutzung der üblichen Schleifenkonstruktion könnte zu Fehlern führen.

Für beide erwähnten Fälle ist folgende syntaktische Form vorgesehen:

"LOOP"   [Local-Indices]   "IN"   Set-Variables   "DO"   Action

Die Ordnung, in der die Werte von Set-Variables durchlaufen werden,
wird erst auf Implementierungsebene festgelegt. Einen ähnlichen,
jedoch weitergehenden Vorschlag für eine allgemeinere Schleifenkonstruktion machen SHAW et al. (1977) für die Sprache ALPHARD.
Während in der Konstruktion LOOP...IN... die Bedeutung von
"IN" auf der Implementierungsebene - für den Benutzer nicht zugänglich - festgelegt wird, kann der Benutzer von ALPHARD mit Hilfe
des neu eingeführten Konzepts "Generator" Initialisierung, Ablauf
und Beendigung einer Schleife kontrollieren.

Beispiele:

AR   sei ein zweidimensionaler Array.
IM, IM1, IM2   seien ein Objekte vom Typ IMAGE.
%VIDEO   sei eine extern realisierte, nur sequentiell
                   beschreibbare Tabelle.

i) LOOP   IN   AR   DO   0 => AR

   (Alle Komponenten in AR gleich Null setzen)

ii) LOOP X,Y IN AR DO IF X EQ Y   THEN 1=>AR ELSE 0=>AR

   (X, Y sind lokale Schleifenindizes, die in nicht festgelegter
   Ordnung alle Komponenten von AR selektieren. Die Anweisung
   füllt die Diagonale (X=Y) der Matrix   AR   mit Eins, alle
   Elemente ausserhalb der Diagonale mit Null.)

iii) LOOP   IM   DO   IF   IM LT LEVEL   THEN   0=>IM   ELSE   IM*IM

   (Alle Bildelemente kleiner als eine Schwelle LEVEL gleich Null
   setzen, alle übrigen Bildelemente quadrieren.)

iv) <u>LOOP</u>   IM1, IM2   <u>DO</u>   <u>IF</u>   IM1 GT IM2   <u>THEN</u>   IM1-IM2

(Alle korrespondierenden Bildelemente von IM1 und IM2 vergleichen. Falls Bildelemente in IM2 kleiner als in IM1 sein sollten, IM2 subtrahieren.)

v) <u>LOOP</u>   X <u>IN</u>   %VIDEO   <u>DO</u>   X => %VIDEO

(Sichtgeräte-Tabelle %VIDEO mit linear aufsteigenden Werten füllen. Der Zugriff zu %VIDEO ist abhängig von der Hardware und wird durch die Implementierung festgelegt.)

In manchen Fällen darf die vollständige Syntax der LOOP-Form zur Verbesserung der Übersichtlichkeit abgekürzt werden, ohne dass Zweideutigkeiten entstehen. Dies ist erlaubt, wenn keine lokalen Schleifenindizes benötigt werden und die ganze Anweisung in eine Zeile passt.

Obige Beispiele verkürzen sich dann (falls möglich) zu:

i) 0 => AR

iii) <u>IF</u>   IM LT LEVEL   <u>THEN</u>   0 => IM   <u>ELSE</u>   IM*IM

iv) <u>IF</u>   IM1 GT IM2   <u>THEN</u>   IM1-IM2

Diese Schreibweise ist um einiges deutlicher. Es ist allerdings zu beachten, dass der Übersetzer automatisch ein   LOOP ... IN ergänzt und dass implizit jeweils eine Schleife ausgeführt wird.

b) <u>Bedingte Schleifen</u>

Je nachdem, ob die Schleifenbedingung vor oder nach dem Schleifendurchlauf überprüft wird, unterscheidet man eine WHILE- und eine REPEAT-Anweisung.

Syntax:

"WHILE"   Condition "DO"   Action

"REPEAT" Action   "UNTIL" Conditon

Condition ist ein Ausdruck vom Typ BOOL.

5.1.2.2 Bedingungen

Bedingte Anweisungen dienen der Auswahl alternativer Aktionen in Abhängigkeit von Bedingungen. Für die Entscheidung einer Alternative wird die IF-Anweisung verwendet, für die Auswahl aus mehreren Alternativen eine DOCASE-Anweisung.

a) IF-Anweisung

Syntax:

```
    "IF"    Condition    "THEN"    Action1    "ELSE"    Action2
```

Syntaktische Zweideutigkeiten der Art

IF ... THEN IF ... THEN ... ELSE

werden wie üblich durch die Regel aufgelöst, dass jedes ELSE mit dem nächstmöglichen, innersten THEN zu paaren ist.

b) DOCASE-Anweisung

Syntax:

```
"DOCASE"
    "IF"    Condition 1    "THEN"    Action 1
    "IF"    Condition 2    "THEN"    Action 2
    .
    .
    .
    "IF"    Condition N    "THEN"    Action N
    "ELSE"    Action N+1
"ODCASE"
```

Die DOCASE-Anweisung selektiert genau eine Alternative aus einer Sequenz von Bedingungen. Trifft keine Bedingung zu, wird die zu ELSE gehörende optionale Aktion ausgeführt. In jedem Falle geht die Programmkontrolle zur ersten Anweisung nach dem ODCASE über.

5.1.2.3 Sprünge

Unbedingte Sprünge zu anderen Programmstellen werden durch <u>GOTO</u> spezifiert.

Syntax:

    "GOTO" Marke

5.1.3 Ausdrücke

Die Regeln für die Bildung von Ausdrücken sind etwas anders als in Programmiersprachen üblich definiert. Insbesondere der noch zu erklärende Begriff des "Arbeitsoperanden" existiert in Programmiersprachen nicht. In Anlehnung an die niedere Programmiersprache SIMPL11 wurde die dort vorhandene Konzeption von Ausdrücken weitgehen übernommen.

5.1.3.1 Auswertung von Ausdrücken

Die Auswertung von Ausdrücken gehorcht folgenden Regeln:

- Die Abarbeitung erfolgt strikt von links nach rechts.

- Es gibt keine Vorrangregelung von Operatoren. Eine Vorrangregelung kann jedoch durch Klammerung von Teilausdrücken erzielt werden.

- Dyadische Operatoren sind zwischen die beiden Operanden eingebettet (Infix-Schreibweise), monadische Operatoren stehen hinter dem zugehörigen Operanden (Postfix-Schreibweise).

- Voneinander unabhängige Ausdrücke können - durch Semikolon getrennt - in eine Zeile geschrieben werden.

5.1.3.2 Zuweisung

Die Zuweisung erfolgt ebenfals von links nach rechts. Syntax:

    expression "=>" Variable [Rest_of_expression]

Das Zeichen "=>" ist der Zuweisungsoperator. Diese Schreibweise
betont den Aspekt der Bewegung von Daten, wie sie in der Maschine
auch tatsächlich stattfindet. Die Zuweisung ist ein dyadischer
Operator, der wiederholt innerhalb eines Ausdrucks angewendet werden darf.

5.1.3.3 Arbeitsoperand

Im Konzept des Arbeitsoperanden tritt die Verwandtschaft zur niederen Programmiersprache SIMPL11 deutlich hervor. Ein charakte-
ristisches Merkmal der Ausdrücke von SIMPL11 besteht darin, dass
bei der Abarbeitung keine vom Compiler verwalteten temporären Zwischenergebnisse entstehen. Jede Operation setzt sich·aus zwei Teilen zusammen, der Operation selbst und einer impliziten Zuweisung
zu einem Operanden, nämlich einem vereinbarten Arbeitsoperanden. In
diesem Prinzip drückt sich aus, dass auf Maschinenebene das
Resultat einer Operation stets irgendwohin gespeichert werden muss.

Bei Ausführung dyadischer Operationen auf Zwei-Adress-Maschinen
muss einer der beiden beteiligten Operanden das Ergebnis aufnehmen,
bei Drei-Adress-Maschinen kann es einer der beiden beteiligten oder
der dritte Operand sein.

Der wesentliche Punkt ist, dass auf Compilerebene von SIMPL11 keine
Verwaltung der Resultate von Operationen in Form temporärer Zwischenergebnisse stattfindet. Die Speicherbelegung ist vollkommen
durchsichtig. Diesen Vorzug kann man sich auch in XDL zu nutze machen. Hier sind folgende Gesichtspunkte hervorzuheben:

- Der Zwang, verstreut im Arbeitsbereich liegende freie Speicher-
  regionen wieder aufsammeln zu müssen (Garbage Collection) kann
  reduziert oder sogar ganz vermieden werden. Wenn für die Ausführung eines Programmoduls keinerlei temporäre Zwischenspei-
  cherbereiche benötigt werden, ist die Speicherbelegung genau
  festgelegt, und zumindest während der Zeit der Ausführung dieses
  Moduls ist keine Garbage Collection erforderlich.

- Die Repräsentation von Bildobjekten erfordert gewöhnlich sehr
  grosse Matrizen. Treten dann noch in Bildoperationen temporäre
  Zwischenbilder auf, kann der verfügbare Speicherbereich leicht

zu klein sein. Deshalb sind in Ausdrücken mit Bildern Zwischenergebnisse grundsätzlich verboten, das Resultat wird immer im Arbeitsoperanden abgelegt. Diese Einschränkung muss wegen der beschränkten Speicherkapazität realer Maschinen eingeführt werden.

Vereinbarung des Arbeitsoperanden

Die Ausführung mit bzw. ohne Arbeitsoperanden kann global durch eine Systemanweisung für ein ganzes Programm vereinbart werden oder lokal innerhalb eines Ausdrucks. Voreingestellt - d.h. wenn nicht explizit etwas anderes verlangt wird - ist die übliche Abarbeitung ohne Arbeitsoperand mit der Erzeugung von temporären Zwischenresultaten.

Bei Abarbeitung von Ausdrücken mit Arbeitsoperanden gelten folgende Vereinbarungen:

- Alle Resultate von Operationen werden im ersten Operanden eines Ausdrucks laufend akkumuliert.

- Dieser Arbeitsoperand bleibt bis zum Auftreten einer Zuweisung erhalten, danach wird er gewechselt.

- Der erste Operand nach einer Zuweisung wird als nächster gültiger Arbeitsoperand definiert.

- Lokal wird ein Arbeitsoperand durch Voranstellen des Sonderzeichens „^" vereinbart, wenn die Voreinstellung gültig ist.

Beispiele:

```
1  =>  A + 3  =>  B + 10  =>  C

   Die Werte von A, B, C sind
   (ohne Arbeitsoperanden):
   A = 1;   B = 4;   C = 14


1  =>  ^A + 3  =>  ^B + 10  =>  C

   Die Werte von A, B, C sind
   (mit Arbeitsoperanden):
   A = 4;   B = C = 14
```

5.1.4 Konversion von Datentypen

Eine im Zusammenhang mit Programmiersprachen viel diskutierte Frage
betrifft die Konversion von Daten in andere Daten unterschiedlichen
Typs. Der häufigste auftretende Fall ist die Umwandlung von INTEGER
in REAL und umgekehrt. Die dabei angewandte Methode der impliziten
Typkonversion innerhalb von Ausdrücken wird als fragwürdig betrachtet, da sie vor dem Benutzer verdeckt abläuft und dadurch
schwer zu entdeckende Fehler auftreten können.

Für die Datentyp-Konversion verwenden wir deshalb innerhalb von
Programmen eine explizite Methode. Es gelten folgende Regeln:

- Innerhalb von Ausdrücken erfolgt keine implizite Datentyp-Konversion.

- Eine Typkonversion kann nur mittels eines Zuweisungsoperators
  erfolgen. Erforderlich ist dabei die Nennung des Datentyps auf
  beiden Seiten bzw. auf einer Seite, wenn der Typ der anderen
  Seite - wie z.B. in Konstanten - unmittelbar ersichtlich ist.

Beispiele:

a) S sei vom Typ STRING, P vom Typ Prozedur. Dann kann der
   String S durch

   STRING S => PROC P

   in eine Prozedur P überführt werden. Diese Konversion
   bedeutet die Ubersetzung eines Strings in die interne Form
   einer Prozedur.


```
b)  INT   X   =>   REAL   Y
    100       =>  X    =>   REAL  Y
    ´100´     =>  S    =>   INT  X  =>  REAL   Y
```

Im letzten Beispiel wird ein String in eine INTEGER- und danach in
eine REAL-Zahl konvertiert. Die Umkehrung kann ebenso einfach
geschrieben werden.

Natürlich sind nicht alle Kombinationen von Typen in Typkonversionen erlaubt, z.B. ist die Konversion von PROC nach REAL nicht
sinnvoll und daher verboten. Die genaue Festlegung erlaubter
Typkonversionen muss Teil einer exakten Sprachbeschreibung sein. An
dieser Stelle wird auf diesbezügliche weitergehende Details nicht
eingegangen.

Die oben angegebene Schreibweise demonstriert anschaulich die Semantik von Typkonversionen. Innerhalb von Programmen gibt es keine

verdeckte unbemerkte Konversionen. Sowohl die Sicherheit von Programmen als auch ihr Dokumentationswert werden dadurch erhöht.

Bei direkter Ausführung von Benutzereingaben stellt sich die Situation etwas anders dar. Man darf voraussetzen, dass der Benutzer über die Objekte, die er benutzt, informiert ist. Andernfalls kann er jederzeit eine Beschreibung vom System anfordern. Weiterhin existieren im Dialog gegebene Anweisungen nur kurzfristig. Sie haben keinen längerfristigen Dokumentationswert (vgl. 3.3.1). Da zudem im Dialog bei direkter Eingabe eine möglichst kurze Schreibweise anzustreben ist, darf in diesem Falle die Angabe des Typs bei Typkonversionen unterbleiben.

Obige Beispiele reduzieren sich also bei direkter Eingabe im Dialog zu:

```
a) S       =>  P

b) X       =>  Y
   100     =>  X   =>  Y
   ´100´   =>  S   =>  X   =>  Y
```

Es muss darauf hingewiesen werden, dass die kurze Schreibweise durchaus missverständlich sein kann. Sie ist aus obigen Gründen aber bei direkter Eingabe erlaubt, nicht jedoch innnerhalb von Programmen. Dieses Beispiel zeigt, dass beim Arbeiten im Dialog andere Gesichtspunkte im Vordergrund stehen als bei Erstellung eines Programms, was sich in unterschiedlichen Syntaxformen bei direkter bzw. indirekter Eingabe äussert.

5.2   AUSFÜHRBARE OBJEKTE

5.2.1   Ausführungsoperator

Ein besonderer in XDL fest vorgegebener Operator veranlasst die Ausführung ausführbarer Objekte. Dieser Ausführungsoperator wird mit dem Sonderzeichen "!" bezeichnet.

Es gibt zwei Klassen ausführbarer Objekte. Die eine wird - wie allgemein üblich - durch Prozeduren repräsentiert, die andere durch Strings. Im Hinblick auf die Ausführbarkeit unterscheiden sich die beiden dadurch, dass Prozeduren bereits einen Übersetzungsvorgang hinter sich haben. Bei Strings dagegen leitet der Ausführungsoperator erst die Übersetzung ein. Direkte Ausführung von Strings bedeutet also die Interpretation auf der höchsten möglichen Ebene.

5.2.2   Strings als ausführbare Objekte

Zunächst erscheint es wenig sinnvoll, Strings als ausführbare Objekte aufzufassen. In traditionellen Programmiersprachen ist diese Konzeption auch wenig nützlich. In Dialogsprachen dagegen ist sie lediglich die Verallgemeinerung des grundlegenden Prinzips von Dialogsystemen. Bei der direkten Ausführung von Eingaben wird schliesslich nichts anderes als ein String dem System mitgeteilt und unmittelbar danach ausgeführt. Es ist deshalb sinnvoll, dieses in jedem Dialogsystem implizit realisierte Prinzip direkt in der Dialogsprache selbst durch eine eigene Konstruktion zu verankern. Eine ähnliche Möglichkeit der Ausführung von Strings ist auch in LCC (MITCHELL et al. 1968) enthalten.

Aus dieser Argumentation wird ersichtlich, dass die direkte Ausführung von Strings eine typisch interaktive Sprachkonstruktion ist und nur bei direkter Ausführung sinnvoll ist. Innerhalb von Programmen ist die Ausführung von Strings verboten. Es würde prinzipiell zwar keine Schwierigkeiten bereiten, diese Möglichkeit auch innerhalb von Programmen zuzulassen - wenigsten bei interpretativer Ausführung, doch könnten sich bei undisziplinierter Verwendung schwer kalkulierbare Effekte einstellen.

Bei direkter Ausführung dagegen ergeben sich eine Reihe nützlicher Konsequenzen. So lassen sich etwa, um nur eine zu nennen, häufig verwendete Kommandos als Strings speichern und in sehr verkürzter Schreibweise aktivieren.

<u>Beispiele:</u>

a) String ´A + 1 => A´ der Variablen S zuweisen, danach
   den von S referierten String ausführen:

```
´A + 1 => A´ =>  S
! S
```

b) Die direkte Ausführung im Dialog kann wie folgt in XDL
   beschrieben werden:

```
REPEAT    BEGIN
    READ  ´*´,  STRING  S
    ! S
END
```

´READ´ ist ein externes Kommando zur Eingabe von der Konsole (vgl.
5.3.2). String-Konstanten in der Parameterliste von ´READ´ werden ausgegeben. Die Ausgabe von   ´*´   signalisiert Eingabe-
bereitschaft. Ein vom Benutzer eingegebener String wird nach S
gelesen und sofort ausgeführt. Der Ausführungsoperator   ´!´ -
angewandt auf den String S - ruft den Interpreter von XDL auf.

5.2.3   Prozeduren

Prozeduren und die daraus abgeleiteten im nächsten Abschnitt zu
besprechenden Kommando-Prozeduren nehmen inerhalb von XDL eine he-
rausragende Stellung ein. Die Behandlung von Parametern bzw. der
Aufruf von Prozeduren unterscheiden sich in vieler Hinsicht von
anderen Programmier- und Dialogsprachen. Die im folgenden vorgestellten neuen Konzepte resultieren direkt oder indirekt aus den
eingangs gestellten Kriterien. So sind Kommando-Prozeduren eine
direkte Realisierung der Forderung nach vom Benutzer definierbaren
Kommandos, variable Parametertypen ergeben sich indirekt aus Problemen des Anschlusses externer Prozeduren. Es ist eine angenehme
Begleiterscheinung, dass diese und noch andere Konzeptionen sich
ausser zur Erfüllung der aufgestellten Kriterien auch in weiteren
Anwendungen sinnvoll verwenden lassen.

5.2.3.1 Prozedur-Deklaration

Prozeduren werden wie üblich in einen Prozedurkopf und einen Prozedurkörper unterteilt. Ersterer enthält die Definition der for-

malen Parameter, letzterer die Anweisungen der Prozedur. Prozeduren
lassen sich auch innerhalb von Ausdrücken verwenden. Dabei ist es
notwendig, dass sie einen an den Prozedurnamen gebundenen Wert an
die aufrufende Stelle zurückgeben können, ähnlich wie Funktionen in
anderen Programmiersprachen. Bei der Deklaration formaler Parameter
sind zwei Besonderheiten zu erwähnen, die <u>implizite</u> Voreinstellung
von Parametern und die Deklaration <u>variabler</u> Parametertypen.

Implizite Voreinstellung von Parametern

Der Deklaration von Parametern darf ein zusätzlicher Ausdruck bei-
geordnet werden. Beim Aufruf von Prozeduren müssen die Parameter
nicht unbedingt explizit spezifiziert werden. Existiert zu einem
nicht angegebenen Parameter ein zugeordneter Ausdruck im Prozedurkopf, wird dieser ausgeführt. Das Resultat des Ausdrucks ist der
aktuelle Wert des Parameters im jeweiligen Prozeduraufruf.

Durch diese implizite Voreinstellung können die Parameter von Prozeduren in den meisten Fällen definierte Standardwerte erhalten. In
der Routineanwendung muss sich der Anwender dann nicht im einzelnen
um Parameter kümmern, vielmehr genügt meistens der Aufruf des Pro-
zedurnamens allein. Besonders zweckmässig ist die Voreinstellung
von Parametern auf aktuelle Datenobjekte, wie das folgende Beispiel
zeigt:

<u>Beispiel:</u>

```
PROC     IMAGE    CONTRAST    ( I = I$$    : IMAGE,
                               LLEV = MIN (I),
                               ULEV = MAX (I) : INT)
256. * (I - LLEV) / (ULEV - LLEV) => I
RETURN I
```


Die kontrastverstärkende Prozedur CONTRAST hat drei Parameter, I,
LLEV, ULEV. I ist vom Type IMAGE. LLEV, ULEV sind vom Typ INT.
CONTRAST liefert ein Resultat vom Typ IMAGE zurück. Alle Parameter
sind voreingestellt. Die Prozedur arbeitet implizit immer mit dem
aktuellen Bild I$$. Die Parameter LLEV und ULEV definieren eine
untere und obere Schwelle. Sie sind standardmässig auf das minimale
bzw. maximale Bildelement voreingestellt.

Variable Parametertypen

Die Datentypen von Parametern müssen zur Zeit der Prozedurdeklara-
tion nicht notwendigerweise fest definiert werden, sondern sie
dürfen selbst wieder Parameter sein. Einem Vorschlag von GRIES
(1977) folgend werden variable Parametertypen durch einen Identi-
fikator in Klammern "<"..."">" gekennzeichnet. Der aktuelle Typ

eines Parameters wird beim Aufruf der Prozedur festgelegt, er kann von Aufruf zu Aufruf verschieden sein.

Ferner kann die Menge möglicher Typen eines variablen Parameters eingeschränkt werden. Eine in der Klammer "<"..."">" angegebene Liste von Datentypen beschränkt die erlaubten Parametertypen auf diese Auswahl:

<u>Beispiele:</u>

a) <u>PROC</u>   SAVE   (P1: <T>, P2= F$$: FILE) : XSAVE

   <u>PROC</u>   <T> LOAD (P=F$$: FILE) : XLOAD

SAVE und LOAD sind zwei extern realisierte Prozeduren, mit denen Objekte aus der Dialogumgebung auf eine Datei gerettet, bzw. von einer Datei wieder geladen werden. Die eigentliche Arbeit wird in den SIMPL11-Prozeduren XSAVE und XLOAD geleistet, die wiederum auf vorhandenen Funktionen des Betriebssystem aufbauen. Der Parameter P1 in SAVE ist variabel und wird bei jedem Aufruf erneut festgelegt. Dies entspricht auch der Intention von SAVE. Die Prozedur soll alle Arten von Objekten - unabhängig vom Datentyp - retten. Die Prozedur LOAD liefert ein von einer Datei eingelesenes Objekt mit variablem Typ an die Dialogumgebung zurück.

Unter Verwendung der aktuellen Datei können Aufrufe von SAVE und LOAD einfach wie folgt lauten:

```
SAVE (X)
LOAD => Y
```


b) <u>PROC</u>   STRING EDIT (P = S$$: <STRING, PROC>) : XEDIT

EDIT ist eine externe Prozedur mit einem Parameter P. EDIT liefert ein Resultat vom Typ STRING zurück. Der Parameter P kann den Typ STRING oder PROC annehmen. Voreingestellt ist P auf den aktuellen String (vgl. auch 5.4.3).

5.2.3.2 Prozeduraufruf

Beim Aufruf von Prozeduren gibt es die beiden prinzipiellen Möglichkeiten, formale Parameter positionsabhängig oder mit Schlüs-

selwort aktuell anzugeben, vgl. HARDGRAVE (1975). Für die Qualität
der Programmierung ist es sicher unerheblich, hier Restriktionen
einzuführen, indem man nur die eine oder andere Methode des Para-
meteraufrufs zulässt. Es sollten beide Möglichkeiten verfügbar
sein. Der Benutzer kann in einer aktuellen Situation selbst entscheiden, welche Aufrufmethode die geeignetere ist.

In Programmiersprachen ist die <u>positionsabhängige</u> Parameterübergabe
üblich. Alle aktuellen Parameter werden in Klammern hinter den Prozedurnamen in derselben Reihenfolge wie in der Prozedurdeklaration
aufgelistet (funktionale Schreibweise). Zu unterscheiden davon ist
die operationelle Schreibweise. Hier dürfen Prozeduren mit einem
oder zwei Parametern nach (postfix) bzw. zwischen (infix) die Parameter geschrieben werden. Bei operationeller Schreibweise können
Prozeduren innerhalb von Ausdrücken verwendet werden.

Die Parameterüberabe mit <u>Schlüsselwort</u> verwendet die in der Prozedurdeklaration angegebenen Identifikatoren der Parameter als
Schlüsselwort zu deren Identifikation beim Aufruf. Parameter können
damit unabhängig von ihrer Position spezifiziert werden. Die Methode ist besonders in Verbindung mit impliziten Voreinstellungen
sinnvoll. Oft sollen nur einzelne Parameter selektiv verändert werden, während andere ihre voreingestellten Werte beibehalten.

    <u>Beispiele:</u>

```
PROC     ADD    (BILD1 = I$$,   BILD2 : IMAGE)
BILD1 + BILD2
RETURN
```


Prozedur ADD addiert zwei Bilder. Das Resultat steht immer im Arbeitsoperanden BILD1. BILD1 ist auf das aktuelle Bild voreingestellt.

    a) <u>Funktionaler Aufruf:</u>

```
ADD (I1, I2)
```


    b) <u>Operationeller Aufruf:</u>

```
I1 ADD I2
```


    c) <u>Aufruf mit Schlüsselwort:</u>

```
ADD   WITH   BILD1 = I1   &&   BILD2 = I2   oder
ADD   WITH   BILD2 = I2
```

5.2.4 Kommandos

5.2.4.1 Der Kommandobegriff

Der Kommandobegriff wird in der Informatik in unterschiedlicher
Bedeutung verwandt. Vielfach werden darunter ganz generell Anweisungen an ein datenverabeitendes System zusammengefasst. Hierunter
fallen dann sowohl Anweisungen an das Betriebssystem als auch Ein-
zelschritte innerhalb von Programmen. In Kommandosprachen erfährt
dieser sehr allgemeine Kommandobegriff eine gewisse Einschränkung.
Kommandosprachen wurden aus den einfacheren bereits länger bekannten 'Job Control' -Sprachen weiterentwickelt bzw. sind eine
Verallgemeinerung davon. Nach GRAM und HERTWECK (1975) kann man
Kommandosprachen als ein universelles Interface zwischen Benutzern
im weitesten Sinne und dem System ansehen. Danach sind Kommandosprachen nicht ein primäres Werkzeug, um wie in Programmiersprachen
Algorithmen zu beschreiben. Vielmehr sind sie ein sekundäres Werkzeug, um andere Programme - vornehmlich Betriebssystemfunktionen -
bequem ausführen zu können, bzw. Anworten des Systems an den Benutzer weiterzuleiten, vgl. auch BEECH (1980 b). Programmiersprachen und Kommandosprachen arbeiten beide in verschiedenen Umgebungen, die eine ist problemorientiert mit einer geschlossenen
internen Umgebung, die andere ist systemorientiert mit einer offenen externen Umgebung (GRAM, HERTWECK 1975). Kommandos sind dann
die Anweisungen des Benutzers, um die Ausführung anderer Programme
aus der äusseren Systemumgebung zu initiieren.

Moderne Kommandosprachen besitzen eine grosse strukturelle
Ähnlichkeit mit Programmiersprachen. So gibt es in beiden die Begriffe Variable, Ausdruck, Kontrollstruktur, Prozedur von Kommandos
etc. (vgl. etwa die Kommandosprache CCL (MADSEN 1979)). Eine Übersicht über dieses Gebiet ist in UNGER (1975) oder BEECH (1980 a)
enthalten.

In Kapitel 3. wurde eine flexible Möglichkeit zur Definition von
Kommandos für allgemeine Steuerungsfunktionen gefordert. Deshalb
sollen im folgenden zunächst der Kommandobegriff erweitert und danach Möglichkeiten für dessen Realisierung diskutiert werden.

In Kommandosprachen liegt - wie oben ausgeführt wurde - der Schwerpunkt auf der Ausführung externer Systemaktionen. Wir sind der An-
sicht, dass dies nur ein - wenn auch wichtiger - Aspekt von Kommandos ist. Mit den bisher in XDL eingeführten Konzepten der Prozeduren und externen Programmobjekten wird dieser Aspekt bereits voll
abgedeckt. Darüberhinaus beinhalten Kommandos jedoch noch weitere
Eigenschaften. Untersucht man nämlich die Anweisungen aus Be-
triebssytemen oder andereren Dialogsprachen genauer, so ist festzustellen, dass einige von ihnen eine Vielfalt im Detail unterschiedlicher, in ihrer Funktion aber ähnlicher Aktionen auslösen
können. Mit Prozeduren können diese Art von Kommandos nicht mehr
einfach beschrieben werden.

Ein Beispiel soll dies näher veranschaulichen. Ein typisches Kommando in Dialogsystemen dient der Rettung von Objekten aus der Dialogumgebung. Im vorigen Abschnitt wurde hierfür eine Aktion SAVE als Prozedur mit Referenz zu einem externen Programm beschrieben:

<u>PROC</u>   SAVE   (P1: <T>, P2=F$$: FILE) : XSAVE

Diese Prozedur kann ebenso als ein einfaches Kommando im Sinne von Kommandosprachen verstanden werden. Die Deklaration legt fest, dass beim Aufruf von SAVE genau ein Objekt mit variablem Typ als Parameter P1 angegeben werden muss, das entweder auf die aktuelle oder eine explizit angebbare Datei gerettet wird. Die Wirkungsweise von SAVE ist also auf genau einen Fall begrenzt. Tatsächlich möchte man jedoch der Aktion SAVE einen breiteren Wirkungsbereich zuordnen. Mögliche Verwendungsformen von SAVE sehen typischerweise so aus:

```
a) SAVE   ALL
b) SAVE   ALL   TO  SY:TEMP
c) SAVE   ALL   REAL
d) SAVE   A, B, C,  TO  F1
e) SAVE   A, B, C,  TO  F1, ALL REAL TO F2
```

Kommandos a) und b) retten den gesamten Dialogzustand auf die aktuelle bzw. eine Datei TEMP. Kommando c) rettet alle REAL-Objekte aus der Dialogumgebung. Im Kommando d) soll eine Liste einzelner Objekte gerettet werden und in Kommando e) schliesslich sind zwei SAVE-Kommandos zusammengefasst.

Die übliche Methode, derart unterschiedliche syntaktische Formen des gleichen Kommandos - wie hier am Beispiel von SAVE demonstriert - in ein Dialogsystem einzubringen, besteht darin, sie in der Syntaxdefinition der Sprache fest zu verankern. Alle Möglichkeiten der Verwendung von SAVE sind dann von vornherein syntaktisch beschrieben, d.h. sie gehören fest zum inneren Kern der Dialogsprache. Eine Änderung bestehender Kommandos - oder wichtiger: das Hinzufügen ähnlich flexibler neuer Kommandos - ist auf diese Weise nur durch einen Eingriff in die Sprachdefinition möglich.

Ein anderer Weg, flexible Kommandos in der Dialogsprache selbst zu definieren, führt über das Prozedurkonzept. Dazu muss allerdings die Behandlung von Parametern in Prozeduren verallgemeinert werden. Bei der Deklaration von Prozeduren wird gewöhnlich ein Satz formaler Parameter exakt beschrieben. Beim Aufruf müssen alle Parameter gemäss dieser Beschreibung mit festen Werten belegt werden, egal ob sie vom Benutzer explizit angegeben oder implizit aus der Beschreibung entnommen werden. In jedem Falle muss vor Ausführung der Prozedur ein genau definierbarer, mit dem Prozedurkopf korrespondierender Satz aktueller Parameter vorliegen.

Diese genaue Festlegung von Parametern muss für die Definition von Kommandos erweitert werden. Unter Beachtung des speziellen Beispiels für das SAVE-Kommando kommen die folgenden allgemeinen Erweiterungen hinzu:

a) <u>Optionen</u>
Einzelne Parameter oder auch Listen von Parametern dürfen
explizit undefiniert bleiben.

b) <u>Alternativen</u>
In der Kommandodeklaration können Alternativen von Parametern oder Parametersätzen angeboten werden, denen unterschiedliche Aktionen zugeordnet sind. Der Benutzer
selektiert beim Aufruf die gewünschten Parameteralterna-
tiven.

c) <u>Sequenzen</u>
Wenn gleiche Aktionen auf mehrere Parameter anzuwenden
sind, können zur Verkürzung der Schreibweise Sequenzen
von Parametersätzen spezifiziert werden.

d) <u>Begrenzungsparameter</u>
Zusätzlich zu den in Prozeduren üblichen Parametern können sog. "Begrenzungsparameter" vorkommen.

Die zuletzt genannten Begrenzungsparameter bedürfen noch einer nä-
heren Erläuterung: Während gewöhnliche Parameter beim Aufruf einer
Prozedur immer einen aktuellen Wert aus dem jeweiligen Wertebereich
in die Prozedur hineintransportieren, ist bei Begrenzungsparametern
im Wesentlichen nur deren Existenz oder Nichtexistenz während des
Aufrufs von Bedeutung. Begrenzungsparameter werden aus folgenden
zwei Gründen eingeführt:

- Zur Strukturierung des Kommandoaufrufs, d.h. um die Les-
  barkeit zu erhöhen. Im obigen Beispiel des SAVE-Kommandos
  sind die Symbole ALL und TO als Begrenzungsparameter in diesem Sinne anzusehen. Sie sind nicht unbedingt
  notwendig, verdeutlichen aber die Bedeutung der Komman-
  doaktion. Man kann sie auch als redundante Füllworte ansehen.

- Zur Steuerung unterschiedlicher Aktionen innerhalb eines
  Kommandos. Durch Angabe alternativer Begrenzungsparameter
  können alternative Kommandoaktionen selektiert werden.
  Wichtig ist nur die Existenz oder Nichtexistenz von Alternativen.

Mit diesen über die übliche Verwendung von Parametern in Prozeduren
hinausgehenden Begriffen können die meisten der in der Praxis auftretenden Kommandos ausreichend beschrieben werden. Der Kommando-
körper kann analog zu den Prozeduren intern als ein Programm von
XDL oder - was häufiger der Fall sein wird - als Referenz zu einem
externen Systemprogramm realisiert sein. In XDL selbst sind reflexive Prozeduren vorgesehen, um die Art der aktuellen Parameterbe-
nutzung bei Aufruf eines Kommandos zu überprüfen, z.B. die Existenz
bzw. Nichtexistenz von gewöhnlichen oder von Begrenzungsparametern.

5.2.4.2 Kommando-Deklaration

Nach Erweiterung des Kommandobegriffs soll im folgenden Abschnitt auf die sprachliche Realisierung dieser Konzeption eingegangen werden. An Hand von Beispielen werden die wesentlichen Aspekte von Kommandos demonstriert. Eine umfassende Darstellung aller Details würde an dieser Stelle zu weit führen und muss deshalb einer genauen Sprachbeschreibung vorbehalten bleiben.

Ähnlich wie Prozeduren sind Kommandos in einen Kommandokopf und einen Kommandorumpf unterteilt. Der Kommandokopf beschreibt die formalen Parameter, der Kommandorumpf enthält entweder ein Stück Programm oder eine Referenz auf ein externes Programm. Sieht man einmal von der hier verwendeten verallgemeinerten Parameterkonzeption ab, so entsprechen im letzteren Falle die Kommandos der üblichen Konvention von Kommandosprachen.

Die Möglichkeiten in Kommandos Optionen, Alternativen, Sequenzen und Begrenzungsparameter anzugeben, werden syntaktisch wie folgt spezifiziert:

<u>Optionen</u> von Parametern oder Parameterlisten werden durch Klammern "["..."]" beschrieben. Die in den Klammern enthaltenen Parameter dürfen beim aktuellen Aufruf undefiniert bleiben. Mit einer booleschen Prozedur ISDEF kann Existenz oder Nichtexistenz aktueller Parameter im Kommandokörper geprüft werden.

<u>Alternativen</u> von Parametern oder Parameterlisten werden durch BEGIN/END-Blöcke gekennzeichnet und durch OR unterschieden:

```
"BEGIN" Parameter-Alternative "END"
        ["OR"
"BEGIN" Parameter-Alternative "END" ]
```

<u>Sequenzen</u> von Parametern oder Parameterlisten werden durch "|"..."|" beschrieben. Die zwischen den senkrechten Strichen stehenden Parameter können bei Aufruf des Kommandos wiederholt angegeben werden. Der Kommandokörper wird jedesmal erneut ausgeführt.

<u>Begrenzungsparameter</u> sind zwischen "/"..."/" eingeschlossen:

"/"Identifikator "=" String-Konstante ["OR" String-Konstante...]"/"

Eine der alternativen String-Konstanten muss bei Aufruf selektiert und als aktueller Begrenzungsparameter eingesetzt werden.

<u>Beispiele:</u>

a) Das Beispiel demonstriert die Erweiterung der Prozedur SAVE zu
   einem Kommando, das die im letzten Abschnitt angegebenen Auf-
   rufformen erlaubt:

```
COMAND  SAVE
| BEGIN  | Pl: <T> |  END
  OR
  BEGIN  /Dl = ´ALL´/,
         [P2 : TYPE]  END
  [/D2 = ´TO´/ ,
  P3 = F$$ : FILE] |


DOCASE
   IF  ISDEF (Pl)    THEN
       IF Pl ISTYPE TYPE    THEN    ! XSAV_TYPE (Pl, P3)
                            ELSE    ! XSAV_OBJ  (Pl, P3)

   IF  ISDEF (P2)           THEN    ! XSAV_TYPE (P2, P3)
   ELSE                             ! XSAV_ALL  (P3)
ODCASE

RETURN
```

<u>Aufrufmöglichkeiten:</u>

```
     SAVE    ALL
     SAVE    ALL   TO  SY:TEMP
     SAVE    REAL
     SAVE    ALL   REAL
     SAVE    A,B,C  TO  F1,    ALL REAL TO F2, ...
```

Die äussere Klammer   "|"..."|"   im Kommandokopf zeigt an, dass
das Kommando SAVE wiederholt auf eine Sequenz von Parametern
angewendet werden darf. Die innere Klammer   "|"..."|" be-
deutet, dass Paramter P1 in der ersten Alternative wiederholt
werden darf. Im Prozedurkörper werden dann die einzelnen Aufruf-
alternativen analysiert. XSAV_OBJ, XSAV_TYPE, XSAV_ALL sind extern realisierte Systemprozeduren, die einzelne Objekte, alle
Objekte eines bestimmten Typs bzw. alle in der Dialogumgebung
existierenden Objekte auf eine Datei retten.

b) Häufig gehört eine programmierbare Uhr als Hardware-Einrichtung

zum System. Steuerfunktionen sind z.B. Ein- und Ausschalten der
Uhr, Vorgabe von Zählfrequenz und Zählrate, Festlegung der
Zählrichtung, z.B. ob abwärts oder aufwärts gezählt wird. nach
Ablauf des Zählvorgangs wird intern eine Programmunterbrechung
(Interrupt) erzeugt, worauf eine bestimmte, vom Benutzer zu de-
finierende Aktion auszuführen ist.

Ein Kommando zur Spezifikation der verschiedenen Steuerfunktionen der Uhr kann so aussehen:

```
COMAND  CLOCK
( [/Dl = ´ON´   OR  ´OFF´/] ,
  [/D2 = ´UP´   OR  ´DOWN´/] ,

  FREQU = 1,
  RATE  = 60 : INT,

  USE   = NO_ACTION : PROC) : X_CLOCK
```

<u>Aufrufmöglichkeiten:</u>

```
CLOCK   ON   UP  FREQU=10,  RATE=20, USE = NEXT_IMAGE
CLOCK   ON   UP  10, 20, NEXT_IMAGE
CLOCK   ON   RATE=20,
CLOCK   DOWN  USE = NEXT_IMAGE
CLOCK   OFF
```

D1, D2 Sind Begrenzungsparameter, für das Ein- bzw. Ausschalten der
entsprechenden Funktionen. Die Parameter FREQU, RATE liefern Werte
an das Steuerwerk der Uhr ab. Die Prozedur USE soll bei Programmunterbrechung nach Ablauf der Zählung ausgeführt werden. Die externe Systemprozedur X_CLOCK wirkt direkt auf die Hardware. Einzelne Bits bzw. spezielle Register des Uhr-Steuerwerks werden nach
Massgabe des Kommando-Aufrufs besetzt, die Prozedur USE wird dem
zugehörigen Interrupt-Vektor zugeordnet.

Eine von vielen Möglichkeiten, die Uhr in einer Anwendung geschickt
auszunutzen, besteht darin, einzelne Bilder einer Serie automatisch
in vorgegebenem Zeittakt hintereinander auf einem Bildschirm erscheinen zu lassen. Hierzu wird lediglich, wie hier im Beispiel
angegeben, eine Prozedur NEXT_IMAGE benötigt, die sequentiell zu
den Bildern einer Serie zugreift und auf dem Bildschirm ausgibt.

5.2.4.3 Bedeutung der Kommandos in XDL

Das in den beiden vorigen Abschnitten skizzierte Konzept von Kommandos erweist sich als ein ausserordentlich nützliches Hilfsmittel für den Aufbau spezieller interaktiver Bildverarbeitungssysteme. Kommandos sind in diesem Konzept eine besondere Form von Prozeduren, bei denen die Syntax der Parameterspezifikation vom Benutzer weitgehend selbst definiert werden kann.

Die im weiteren Teil der Arbeit noch zu besprechenden Konzepte des von XDS - ob zum System oder zur Anwendung gehörend - bauen auf den bisher eingeführten Konzepten, insbesondere auf Prozeduren und Kommandos auf.

5.2.5 Externe Prozeduren und Kommandos

Der Übergang von einer internen Prozedur zu einer externen erfolgt durch Ersetzen des Prozedurkörpers durch eine Referenz auf ein externes Programm.

Syntax:

"PROC" / "COMAND"   Proc/Comand_Header   ":"   External_Reference

Die Analyse eines Prozedur- oder Kommandoaufrufs wird immer auf der Dialogebene durchgeführt, ebenso die Parameterübergabe. Die Ausführung erfolgt innerhalb oder ausserhalb der Dialogumgebung, je nachdem ob es sich um ein internes oder externes Objekt handelt.

5.2.6 Diskussion der Ausführungsebenen

Zum Abschluss dieses Abschnitts sollen die einzelnen Ausführungsebenen innerhalb von XDS nochmals zusammengefasst und diskutiert werden.

Insgesamt müssen wir vier verschiedene Ausführungsebenen unterscheiden:

a) <u>Stringebene</u>
   Die direkte Ausführung von Strings ist am Allgemeinsten und am Langsamsten. Alle Übersetzungsschritte werden jedesmal vollständig neu durchgeführt. Diese Ebene ist zuständig für die Ausführung direkter Eingaben von der Konsole oder modi-

fizierter Quellprogramme und für die Ausführung häufig be-
nutzter, als Strings definierter Eingaben.

b) <u>Interpretative Prozedurebene</u>
Auf dieser Ebene findet eine teilweise Übersetzung statt. Wie
weitgehend sie ist, hängt von der Implementierung ab. Die
lexikalische Analyse, d.h. die Abbildung des Quellprogramms
auf eine interne voranalysierte Form, findet auf jeden Fall
statt. Die syntaktische Analyse kann ebenfalls bereits vollständig ausgeführt werden. Entscheidend ist jedoch, dass noch
keine Bindung von Objekten an die Umgebung vorgenommen wird.
Das ursprüngliche Quellprogramm kann jederzeit wieder
rekonstruiert werden. Die interpretative Prozedurebene ist
die für den Dialog typische Ausführungsebene.

c) <u>Compilative Prozedurebene</u>
In der Übersetzung wird ein Schritt weitergegangen. Alle Objekte sind an die Umgebung gebunden. Wiederum ist es implementierungsabhängig, inwieweit bereits direkt ausführbarer
Code erzeugt wird bzw. in welchem Umfang noch interpretative
Elemente erhalten bleiben. Der Gewinn an Ausführungseffizienz
geht einher mit einem Verlust an Flexibilität. So geht die
Verbindung zur Programmquelle verloren, und sprachliche Einschränkungen gegenüber Interpretation müssen in Kauf genommen
werden.

d) <u>Externe SIMPL11-Ebene</u>
Diese Ebene gehört trotz syntaktischer Ähnlichkeiten zu XDL
nicht mehr direkt zum Dialog. Auf dieser Ebene wird vollständig in Maschinencode übersetzt. Direkter Zugriff zu allen
Hardwarekomponenten und höchstmögliche Ausführungseffizienz
sind gewährleistet.

Auf den ersten Blick könnte diese Aufteilung in vier unterschiedliche Ausführungsebenen für den Benutzer etwas verwirrend erscheinen. Hierzu ist zweierlei zu sagen. Zum einen wird der durch-
schnittliche Benutzer diese vier Ebenen kaum bemerken. Die beiden
oberen Ebenen sind in der Praxis kaum zu trennen, Unterschiede machen sich höchstens in der Ausführungsgeschwindigkeit bemerkbar.
Die unterste Ebene bleibt ohnehin dem erfahrenen Sytemprogrammierer
vorbehalten. Was bleibt, ist im Wesentlichen der Übergang von Dia-
log-Interpretation zur Compilation.

Zum anderen aber gewährleisten die vier Ausführungsebenen eine optimale Anpassung an alle vorkommenden Aufgaben. Der gesamte Bereich
von höchstmöglicher Allgemeinheit aber entsprechender Langsamkeit
bis zur höchstmöglichen Spezialisierung und Effizienz ist
überdeckt. Es bleibt dem Benutzer überlassen, die jeweils optimale
Ebene gemäss seiner Programmiererfahrung bzw. gemäss der Anwendungsprobleme auszuwählen.

5.3 REFLEXIVITÄT

Reflexive Sprachelemente machen den Dialogzustand selbst zum Objekt des Dialogs (vgl. 2.2). Unterschieden werden reflexive Prozeduren, die als Resultat Information über einzelne Objekte der Dialogumgebung zurückliefern, und reflexive Kommandos, die nur eine deskriptive Funktion haben.

Alle reflexiven Sprachelemente - ob Prozeduren oder Kommandos - gehören nicht zum Kern von XDS, sondern werden als externe Programme erzeugt und während der Generierungsphase in die Dialogumgebung integriert.

5.3.1 Reflexive Prozeduren

Reflexive Prozeduren werden auf einzelne Datenobjekte angewandt und liefern ein Resultat zur aufrufenden Stelle zurück. Im folgenden werden einige Beispiele reflexiver Prozeduren angegeben:

IS-TYPE überprüft den Datentyp von Objekten:

```
PROC BOOL ISTYPE (P1: <T>, P2: TYPE)
```

Beispiel:

```
IF   X ISTYPE REAL   THEN   PRINT 'REAL TRUE'
```


IS-DEF überprüft die Existenz oder Nichtexistenz von Objekten der Dialogumgebung, z.B. von Parametern.

```
PROC BOOL ISDEF (P: <T>)
```


IS-COMAND-DONE überprüft das Ende der Argumentliste beim Aufruf eines Kommandos. Für die Implementierung von Kommandos ist es manchmal günstiger, bei Sequenzen von Parametern zunächst alle Parameter zu sammeln und erst am Ende des Kommandos eine entsprechende Aktion auszuführen.

```
PROC BOOL ISCDON
```

<u>SIZE</u> überprüft die Anzahl der Elemente eines Arrays

    PROC INT SIZE (P: <T>)

<u>OBJ-LGT</u>   liefert die Länge einzelner Objekte. Diese Information
wird benötigt, um z.B. eine Datei genau definierter Länge zu er-
öffnen.

    PROC INT OBJLGT (P: <T>)

5.3.2   Reflexive Kommandos

Beispiele reflexiver Kommandos sind ASK, PRINT und READ.

Mit dem Kommando ASK kann sich der Benutzer über den Zustand des
Dialogs informieren. Hierzu gehören Beschreibungen einzelner Dialogobjekte, z.B. der Struktur zusammengesetzter Datenobjekte, Informationen über Programmunterbrechungen, Fehlerbeschreibungen, als
auch Hilfestellungen des Systems für ungeübte Benutzer.

Die Beschreibung des Kommandos <u>ASK</u>   im Kommandokopf lautet:


```
COMAND        ASK

i)    (  BEGIN  |P1 : <T>|       END
ii)   OR BEGIN  /D1 = ´ALL´/ ,
                [P2 : TYPE]      END
iii)  OR BEGIN  /D2 = ´ERROR´ ,
                |P3 : INT|       END
iv)   OR BEGIN  /D3 = ´HELP´/  END)
```

Beispiele für die Benutzung des Kommandos ASK - in der Reihenfolge
der angegebenen Alternativen von Argumenten in obiger Kommandode-
finition - sind:


```
   i)  ASK   X
       ASK   X, Y, Z
  ii)  ASK   ALL
       ASK   ALL IMAGE
       ASK   ALL REAL
 iii)  ASK   ERROR 1
       ASK   ERROR 1, 2, 3
  iv)  ASK   HELP
```


Weitergehende Details, z.B. Syntax der Ausgabe oder Abbruch län-
gerer Ausgaben, sollen hier nicht weiter diskutiert werden. Diese
Einzelheiten sind implementierungsabhängig und gehören in eine
genaue, in der Praxis direkt verwendbare Sprachdokumentation.

Das Kommando PRINT gibt wie üblich die Werte von Objekten, nicht
deren Beschreibungen aus.


```
COMAND    PRINT
( P1 = TT: : FILE ,
 |P2 =      : <T>| )
```


Beispiele:

```
PRINT   X
PRINT   X, Y, Z
PRINT   SY:TEMP  X, Y, Z
```


Der Parameter P1 referiert eine Ausgabe-Datei. Standardmässig ist
die Konsole voreingestellt. Im letzten Beispiel werden die Objekte
X, Y, Z auf eine Datei SY:TEMP ausgegeben.

Analog zu PRINT lässt sich auch ein Kommando READ definieren,
was hier nicht weiter ausgeführt werden soll.

5.4   INTERAKTIVITÄTEN

5.4.1   Direkte / Indirekte Ausführung

Das Konzept der direkten und indirekten Ausführung ist ähnlich wie
in anderen Dialogsprachen realisiert. In XDS beschränken wir uns
auf eine klare Trennung zwischen direkter und indirekter Ausführung. Zwischenformen sind nicht unbedingt notwendig und werden deshalb weggelassen.

Im Modus direkter Ausführung wartet das System auf Benutzereingaben und führt diese direkt aus. Die Eingaben werden mit Ausnahme
der zuletzt ausgeführten nicht aufbewahrt (vgl. 5.4.4). Direkt ausführbare Eingabeeinheiten sind

      - einzelne Zeilen und
      - Sequenzen von Zeilen, geklammert durch
        BEGIN ... END.

Das Sammeln von Eingaben zum Aufbau wiederholbarer Programme ist
Aufgabe der Editierung. Im Modus indirekter Ausführung werden Benutzereingaben zu neuen Programmen zusammengestellt, die dann wiederum direkt ausführbar sind.

5.4.2   Ausführungsunterbrechung

Wie üblich wird bei der Unterbrechung einer gerade laufenden Ausführung zwischen

      interner Unterbrechung und
      externer Unterbrechung

unterschieden.

Eine interne Unterbrechung erfolgt an fest vorgegebenen Programmstellen durch eine STOP-Anweisung. Eine externe Unterbrechung erfolgt durch äusseren Eingriff des Benutzers. Das laufende Programm
wird an der nächsten unterbrechbaren Stelle angehalten. In beiden
Fällen meldet sich das System beim Benutzer, erzeugt eine Beschreibung der unterbrochenen Stelle und rettet die gesamte Dialogumgebung auf eine Sicherungs-Datei. Durch ein Kommando RESUME kann
die Dialogumgebung restauriert und an der unterbrochenen Stelle die
Ausführung fortgesetzt werden.

5.4.3   Programmerzeugung (Editierung)

In anderen Dialogsystemen werden meistens die Quellprogramme in der Dialogumgebung <u>resident</u> verwaltet. Es gibt dann reflexive Editierkommandos zur Modifikation bzw. Neuerzeugung von Quellprogrammen.

In XDS bevorzugen wir eine andere Methode, bei der Editierung und Dialog voneinander getrennt sind. In XDL sind weder Editierfunktionen vorgesehen, noch werden textverarbeitende Kommandos zusätzlich definiert. Die Verwaltung der originalen Dialog-Quellprogramme ist ein sekundäres Implementierungsproblem. In XDS ist dies in der Weise realisiert, dass alle Originalquellen automatisch, d.h. vom Benutzer unbemerkt, auf einen externen Speicher ausgelagert und bei Modifikationen von dort wieder zugegriffen werden.

Die eigentliche Editierung wird in einem separaten Texteditor durchgeführt, der als eine externe Prozedur in XDS integriert ist. Die Methode ähnelt der im System MACLISP (SANDEWALL 1978) angewandten. Hier wie dort wird die Existenz eines separaten Texteditors vorausgesetzt. Es ergeben sich daraus zwei Vorteile:

- Die Separierung der Editierfunktionen von der Dialogumgebung in einen unabhängigen Modul vereinfacht die Implementation und reduziert den Laufzeitaufwand des Systems.

- Im gesamten Rechnersytem existiert nur ein einziger leistungsfähiger Editor. Dieser wird für sämtliche auftretenden Editieraufgaben verwendet, sei es in im Dialogsystem XDS oder in anderen Bereichen. Die Benutzer, die ja nicht nur mit XDS arbeiten, müssen nur diesen einen Editor kennen.

Der externe Editor wird mit folgender Deklaration während der Systemgenerierung in die Dialogumgebung eingebaut:

```
PROC  STRING   EDIT   (P=  STRING$  :  <STRING, PROC>) : XEDIT
```

Der Parameter P der Prozedur darf vom Typ STRING oder PROC sein. P ist auf den aktuellen String voreingestellt. EDIT liefert ein Objekt vom Typ STRING an den Dialog zurück. Der editierte String kann entweder direkt auf der Stringebene ausgeführt oder durch einfache Typkonversion in eine interpretativ ausführbare Prozedur umgewandelt werden.

<u>Beispiele:</u>

i) Erzeugung und Editierung eines neuen Strings. Direkte Ausführung ohne Abspeicherung:

        EDIT !

ii) Erzeugung und Editierung eines neuen Strings. Zuweisung des Strings zu einer Stringvariablen bzw. Konversion in eine Prozedur. Ausführung von String und Prozedur:

        EDIT => S; !S   bzw.   EDIT => PROC P; !P

    Dies kann auch kürzer geschrieben werden:

        EDIT => S !   bzw.   EDIT => PROC P !

iii) Modifikation eines vorhandenen Strings S bzw. einer Prozedur P:

        EDIT (S) => S;   ! S
        EDIT (P) => PROC P;   ! P

    Kürzere Schreibweise:

        EDIT (S) => S !
        EDIT (P) => PROC P !

iv) Modifikation eines Strings S. Konversion von S in eine Prozedur P. S und P sollen erhalten bleiben, danach wird P ausgeführt. Folgende Schreibweisen sind identisch:

        EDIT (S) => S;   STRING S => PROC P;   ! P
        EDIT (S) => S => PROC P;   ! P
        EDIT (S) => S => PROC P !

5.4.4   Aktuelle Eingaben

Ähnlich dem Gebrauch aktueller Datenobjekte (vgl. 5.1.1.5) lässt sich durch die Verwendung aktueller Eingaben die Schreibarbeit an der Konsole beträchtlich verringern.

Jede dem System zur direkten Ausführung übertragene Benutzereingabe wird als die <u>aktuelle Eingabe</u> aufbewahrt. Sie wird immer auf einem Sichtgerät angezeigt. Die aktuelle Eingabe bleibt bis zur nächsten Eingabe erhalten. Unter Verwendung des aktuellen Zeichens "$" kann sich der Benutzer mit seiner neuen Eingabe auf die gerade aktuelle Eingabe beziehen. Dabei können Teile der aktuellen Eingabe ersetzt werden.

<u>Beispiel:</u>

Zunächst werden einige vollständige Eingaben ohne Verwendung aktueller Eingaben gezeigt:

```
FOR  X + 10  => N    UPTO   HI    DO  I => I + 1
FOR  1       => N    UPTO   HI    DO  I => I + 2
FOR  1       => L    UPTO   100   DO  I => I + 2
FOR  1       => Y    UPTO   100   DO  PRINT Y
FOR  1       => Y    UPTO   200   DO  PRINT Y
```

Unter Verwendung aktueller Eingaben lautet dieselbe Sequenz:

```
FOR  X + 10  => N    UPTO   HI    DO  I => I + 1
$    1       =>      ...    + 2
$            => L    UPTO   100
$            => Y    ... DO  PRINT Y
$    UPTO  200
```

Die Muster der aktuellen und der neuen Eingabe werden miteinander verglichen. Die Folge von "..." lässt die aktuelle Eingabe unverändert bis das erste Symbol nach "..." mit einem entsprechenden Symbol der aktuellen Eingabe übereinstimmt.

Eine besondere Bedeutung hat eine Eingabe, die nur aus dem Zeichen "$" besteht. Die gesamte aktuelle Eingabe wird nochmals unverändert ausgeführt. Da dieser Fall in der Praxis sehr häufig vorkommt, darf das Zeichen "$" in diesem Fall auch weggelassen werden. Es gilt dann die Regel, dass die Eingabe einer Leerzeile die aktuelle (d.h. die letzte) Eingabe wiederholt. Das Zeichen "$" wird implizit zugefügt.

Die Verwendung aktueller Eingaben ist ausschliesslich im Dialog bei direkter Ausführung erlaubt, nicht jedoch innerhalb von Programmen. Wie die obigen Beispiele demonstrieren, kann bei einer längeren Folge verkürzter, auf die aktuelle Eingabe Bezug nehmender Anweisungen die Übersicht verlorengehen. Aus dem letzten Beispiel ist in der verkürzten Schreibweise nicht mehr ersichtlich, welche Anweisung eigentlich ausgeführt wird. Dies würde jedenfalls gelten, falls aktuelle Eingaben innerhalb von Programmen zugelassen wären.

Bei direkter Ausführung an der Konsole ergibt sich eine andere Situation. Da die aktuelle Eingabe immer auf dem Sichtgerät angezeigt wird, kann der Benutzer deren Modifikation bei verkürzten Anweisungen direkt verfolgen, d.h. das Sichtgerät protokolliert alle Änderungen der aktuellen Eingabe. Der Benutzer wird immer über den neuesten Zustand der aktuellen Eingabe informiert.

Zusätzlich ist eine weitere Sicherung vorgesehen. Durch die Folge der Zeichen "$?" am Ende einer Eingabe wird zwar die neue aktuelle Eingabe auf den Sichtgerät angezeigt, die Ausführung jedoch unterdrückt, z.B.

        $ UPTO $?

Der Benutzer kann die aktuelle Eingabe überprüfen und dann durch Eingabe einer Leerzeile aktivieren. Die volle Kontrolle über die tatsächliche Ausführung bleibt also stets erhalten.

5.4.5   Dialog-Protokollierung

Bei der Benutzung von Dialogsystemen wird es gelegentlich als ein Nachteil empfunden, dass der Ablauf einer Dialogsitzung nicht aufgezeichnet wird. Manchmal wäre es wünschenswert, zu wissen, welche Bearbeitungsschritte bereits durchgeführt wurden. Oder man möchte rekonstruieren, auf welchem Wege man zu einem bestimmten Resultat, z.B. einer neuen Bildbearbeitungsoperation, gelangt ist.

Um diesen Mangel zu beheben, kann mittels eines besonderen Kommandos die Protokollierung der einzelnen Dialogschritte eingeschaltet werden:


```
COMAND    PROKOL
(/D = ´ON´    OR    ´OFF´/,
[P = PKOLL.TMP : FILE])  :  X_PROKOL
```


Nach Einschalten der Protokollierung, z.B. durch

    PROKOL ON,

wird der augenblickliche Dialogzustand auf die spezifizierte Datei gerettet. Danach werden sämtliche Eingaben, die den Zustand des Systems verändern, fortlaufend auf dieselbe Datei protokolliert. Der gesamte Ablauf einer Dialogsitzung wird somit festgehalten.

Eine vorhandene Protokolldatei kann für verschiedene Zwecke benutzt werden. Zum einen dient sie einfach zur Dokumentation, zum andern kann die Protokolldatei wiederum als Eingabe in das System verwendet werden. Der Verlauf einer Dialogsitzung kann also wiederholt werden.

Hieraus ergeben sich für die praktische Anwendung eine Reihe interessanter, über das ursprüngliche Ziel hinausgehender Konsequenzen:

- Bei der <u>Fehlersuche</u> kann die Situation, die zu einer Fehlerbedingung führte, mit Hilfe des Protokolls analysiert werden.

- Interessante Bildverarbeitungssequenzen kann man wiederholt automatisch, evtl. von der Uhr getaktet, ablaufen lassen. Man muss dann keine neue Prozedur schreiben und austesten, sondern es genügt den ganzen Ablauf einmal im Dialog durchzuspielen und dabei zu protokollieren. Die Protokolldatei kann sogar nachträglich editiert werden, um evtl. unerwünschte Schritte zu beseitigen.

  Diese Verwendung der Protokollierung dürfte insbesondere für medizinische Benutzer mit geringer Kenntnis oder geringem Interesse an Programmierung interessant sein.

- Durch generelle Protokollierung der Eingaben aller Benutzer, die damit einverstanden sind, kann längerfristig eine Statistik erstellt werden, um das Verhalten im Dialog zu analysieren.

6.   ERZEUGUNG ANWENDUNGSORIENTIERTER SYSTEMUMGEBUNGEN
==

In den beiden vorangehenden Kapiteln wurden die wichtigsten Konzepte des Dialogsystems XDS beschrieben. Bisher wurden - ausser den
problemorientierten Datenstrukturen IMAGE und FRAME - noch keine
anwendungsorientierten Systemkomponenten eingeführt. Es verbleibt
deshalb die Aufgabe, die Eignung von XDS für eine konkrete Anwendung in der Bildverarbeitung gemäss den im ersten Kapitel aufgestellten Forderungen zu zeigen. An Hand von Beispielen wird nun
demonstriert, wie auf der Basis der bisher beschriebenen Konzepte
anwendungsorientierte Systemumgebungen erzeugt werden können.

6.1 AUFBAU EINER INTERAKTIVEN SYSTEMUMGEBUNG FÜR DIE ANGIOGRAPHISCHE BILDVERARBEITUNG

Die Aufgabe lautet, durch

- Bereitstellung von <u>Sprachstrukturen,</u>
- Unterstützung der <u>Hardware</u> und
- Entwicklung von <u>Algorithmen</u>

ein konsistentes Anwendungssystem für die Bildverarbeitung zu erzeugen. Erst alle drei Punkte zusammen repräsentieren für den
aussenstehenden Anwender, z.B. den mit einer bestimmten Fragestellung befassten Arzt, das abgeschlossene Bildverarbeitungssystem.

Die Entwicklung von Algorithmen basiert auf vorhandener Hardware
und auf Sprachstrukturen. Für letzteres stehen XDL, SIMPL11 oder
bei Bedarf auch andere Sprachen zur Verfügung. Die Entwicklung
bildverarbeitender Algorithmen stellt ein eigenes grosses Gebiet
dar, auf das in dieser Arbeit nicht näher eingegangen werden kann.

Während die Sprachstrukturen relativ unabhängig von der besonderen
Systemumgebung sind, ist die Integration spezieller Hardwarekomponenten ein grösseres Problem. Deshalb wird diese Integration im
folgenden genauer beschrieben.

6.1.1   Sichtgeräte

Bei dem als Beispiel genannten System für die angiographische Bildverarbeitung (HÖHNE et al. 1978) werden zwei Arten von Sichtgeräten
für jeweils unterschiedliche Aufgaben verwendet. Das eine Sichtgerät dient ausschliesslich der Kommunikation zwischen Benutzer und
System im Dialog. Hauptaufgaben sind Darstellung von Kommandos,
Texten, Menus und die Editierung von Programmen. Das zweite Sichtgerät bleibt der Bildverarbeitung vorbehalten. Aufgaben sind die
Darstellung von Bildern in Schwarz/Weiss oder Farbe, Ausgabe von
Resultaten wie Kurven, Histogrammen, etc.

Beide Sichtgeräte sind Eigenentwicklungen. Sie unterscheiden sich
in ihrer technischen Realisierung erheblich voneinander, was un-
mittelbare Auswirkungen auf die Implementation hat. Die Unterschiede erklären sich aus der fortschreitenden technischen Entwicklung. Sie sind bei kommerziellen Geräten ebenso festzustellen
und werden - solange keine Normung existiert - auch künftig auftreten. Wichtig ist, dass eine Integration einfach durchzuführen
ist und dass verschiedenartige technische Realisierungen ähnlicher
Funktionen vor dem Benutzer verborgen bleiben. Dies bedeutet, dass
jedem Sichtgerät spezifische Systemprogramme (Handler) zugeordnet
werden, die auf der Dialogebene mit möglichst gleichartigen Kommandos angesprochen werden.

6.1.1.1 Graphische Kommandos

Zur Strukturierung der auf den Sichtgeräten dargestellten Information werden einige graphische Kommandos benötigt, um Linien zu zeichnen, Punkte auszugeben, vorgegebene Positionen auf dem Schirm zu bezeichnen, etc.

Das Kommandokonzept in Verbindung mit externen Prozeduren erlaubt die folgenden Kommandos zu definieren. Es bedeuten:

[...]   : Optionen

TO   : Unterstreichungen kennzeichnen Begrenzungsparameter

X/$, Y/$: Koordinaten auf dem Bildschirm. Es kann
            wahlweise jeweils eine Integer-Zahl oder das aktuelle
            Zeichen "$" angegeben werden. Im letzteren Falle
            bleibt die momentan gültige Koordinate bestehen

DS   : Bezeichnung des Sichtgerätes


```
MOVE     [DS]   [TO]        X/$ , Y/$

LINE     [DS]   [TO]        X/$ , Y/$

DOT      [DS]   [AT         X/$ , Y/$]

SHOW     [DS]   P : <T> [AT X/$ , Y/$]

CLEAR    [DS]
```


Bei Angabe des Begrenzungsparameters TO werden die nachfolgenden Koordinaten absolut interpretiert, ansonsten als Inkremente zur aktuellen Position. Dem Parameter P im Kommando SHOW ist ein variabler Datentyp zugeordnet. Der Wert von P wird intern in einen String konvertiert und an der Position AT ... auf dem Sichtgerät ausgegeben.

<u>Beispiele:</u>

```
MOVE       TO  100, 200          // Strahl positionieren
LINE            $, 20=>DY        // Linie 20 Punkte nach oben
LINE       TO   0, $             // Linie nach links an den Rand

SHOW       'TABELLE' AT PX,PY    // Text 'TABELLE' ausgeben
SHOW       VALUE     AT $,-DY    // VALUE an (PX,PY-DY) ausgeben

CLEAR                            // Schirm löschen
```

In den graphischen Kommandos muss bei Angabe von Werten - sowohl bei Positionierungen als auch im Kommando <u>SHOW</u> - zwischen Konstanten und Variablen unterschieden werden. Eine Änderung der Werte von Variablen zieht sofort entsprechende Änderungen in der Darstellung auf dem Schirm nach sich.

<u>Beispiel:</u>

```
100   => PX => PY
1.414 => VALUE

SHOW  VALUE   AT  PX, PY
```

Der String '1.414' erscheint jetzt an der Position (100,100) auf dem Schirm. Die Eingabe allein von

```
3.414 => VALUE
200   => PY
```

veranlasst die Ausgabe des Strings '3.414' an der Stelle (100,-200). Der alte String verschwindet. Das einmal ausgegebene Kommando <u>SHOW</u> der Variablen VALUE an der Stelle (PX, PY) bleibt bis zu einem <u>CLEAR</u> gültig, auch wenn sich die Werte der Variablen zwischendurch ändern. Auf diese Weise kann der Inhalt des Bildschirms allein auf Grund algorithmischer Aktionen - ohne erneutes Ausgabekommando - verändert und auf den neuesten Stand gebracht werden.

Mit einem zusätzlichen Kommando lässt sich der Bildschirminhalt fixieren, indem die aktuellen Werte aller Variablen innerhalb graphischer Kommandos in Konstanten umgewandelt werden.

Diese besondere Eigenschaft graphischer Kommandos erfordert, dass alle zwischen zwei CLEAR-Kommandos getätigten Sichtgeräteausgaben protokolliert werden müssen. Dies wird durch sog. "Sichtgeräte-Dateien" erreicht, die im nächsten Abschnitt besprochen werden.

6.1.1.2 Sichtgeräte-Dateien

Graphische Kommandos werden nicht unmittelbar ausgeführt, sondern erst in eine interne Form übersetzt und danach in eine sog. Sichtgeräte-Datei (Display File) eingetragen. Jedem Sichtgerät ist genau eine Datei zugeordnet. Sichtgeräte-Dateien können je nach Implementierung entweder direkt im Arbeitsbereich von XDS oder auf einem externen Speichermedium residieren.

Die Sichtgeräte-Dateien repräsentieren Programme für die Sichtgeräte-Steuerwerke. Ein zugehöriger Interpreter führt diese Programme aus und erzeugt die tatsächliche Ausgabe auf dem angesprochenen Sichtgerät. Hardware-spezifische Details sind damit von den eigentlichen Kommandos getrennt. Erst im Sichtgeräte-Interpreter - und dort auch erst bei der Codeerzeugung - treten gerätespezifische Besonderheiten auf. Diese können dann allerdings beträchtliche Ausmasse annehmen.

Die Ausführung graphischer Kommandos beinhaltet also einen zweistufigen Übersetzungsvorgang. Auf Dialogebene ausgegebene Kommandos werden erst in Anweisungen der Sichtgeräte-Datei übersetzt und dann in Bilder auf dem Schirm. Die beiden Prozesse sind unabhängig voneinander. Die Abarbeitung der Sichtgeräte-Dateien erfolgt grundsätzlich vor Übergang des Systems vom aktiven Ausführungszustand in den Wartezustand. Die im vorigen Abschnitt erwähnte Änderung des Schirmbildes bei Änderung von Variablen wird auf diese Weise automatisch erzielt.

Das Kommando <u>CLEAR</u> zum Löschen von Bildern wirkt nicht direkt auf das Sichtgeräte-Steuerwerk, sondern nur auf die Sichtgeräte-Dateien. Diese werden durch Ausgabe von <u>CLEAR</u> lediglich neu initialisiert.

6.1.1.3 Integration graphischer Funktionen

Die Integration anwendungsspezifischer Komponenten in XDS soll am Beispiel der graphischen Funktionen genauer diskutiert werden. Die Integration weiterer Komponenten verläuft dann ganz ähnlich.

Der Einbau wird in zwei Stufen durchgeführt. Zunächst werden die Funktionen MOVE, LINE, DOT und CLEAR als externe Kommandos im Dialog definiert. Der Bequemlichkeit halber verlagert man ihre

Definition am besten in die Generierungs-Datei (BOOTSTRAP). Dem Benutzer stehen nur diese Kommandos zur Verfügung, alles andere bleibt innerhalb des Systems verborgen.

Jedes der definierten Kommandos referiert eine externe Systemroutine. Auf der zweiten Stufe werden diese Systemroutinen in SIMPL11 implementiert, ebenso die Datenstruktur für die Sichtgeräte-Datei und der zugehörige Sichtgeräte-Interpreter. Der letztere leistet die Hauptarbeit und kommuniziert unmittelbar mit der Hardware. Da der Interpreter sehr häufig aufgerefufen wird, muss für ihn höchste Ausführungseffizienz verlangt werden.

Diese Vorgehensweise, nämlich Integration neuer Komponenten auf Dialog- und Systemebene zu verteilen, wird generell angewandt. Prozeduren, Kommandos und Datenstrukturen, zu denen der Benutzer Zugang haben muss - und allein diese - werden auf der Dialogebene definiert. Zusätzliche, zur Abwicklung der Aufgabe benötigte Prozeduren und Datenstrukturen sind auf der unteren Ebene im System versteckt.

6.1.2   Menu-Technik

6.1.2.1 Menus in interaktiven Systemen

In interaktiven Systemen spielt die Menu-Technik eine wichtige Rolle. Unter einem Menu versteht man i.a. ein vom System erzeugtes Angebot von Alternativen, unter denen der Benutzer eine zur Ausführung auswählen kann. Durch geschickten Aufbau eine hierarchischen Struktur von Menugruppen lassen sich alle Funktionen eines Bildverarbeitungssystems in einer graphischen Darstellung abbilden. Man erhält dann rein reaktive, abgeschlossene Systeme, wie sie im 1. Kapitel beschrieben wurden. Jede Systemfunktion ist in einem Menu spezifiziert, und alle existierenden Pfade im System sind durch entsprechende Menuverbindungen festgelegt.

Es gibt unterschiedliche Techniken, sowohl für die Präsentation der Menu-Alternativen als auch für deren Auswahl durch den Benutzer. Zur Präsentation verwendet man am häufigsten einen Bildschirm, der sich besonders für die Variation von Menus eignet. Die alternativen Ausführungsangebote werden einfach an einer bestimmten Stelle des Bildschirms aufgelistet. Entweder gibt man direkt den Namen der auszuführenden Prozedur aus oder besser, man ordnet den Prozeduren einen beschreibenden Text zu und gibt diesen auf dem Schirm aus.

Zur Auswahl aus einem Menuangebot existieren verschiedene technische Realisierungen. Einige Möglichkeiten - wie wir sie verwenden - sind die Auswahl mittels

- Lichtgriffel,
- Rollkugel,
- Berührungsfeldern oder
- Funktionstasten.

Eine gemeinsame Eigenschaft dieser Interaktionsgeräte ist es, dass sie nach Aktivierung eine Programmunterbrechung (Interrupt) erzeugen, die entweder einer Systemprozedur oder einer vom Benutzer zu definierenden Prozedur zugeordnet ist.

<u>Lichtgriffel</u> sind im Zusammenhang mit der Menu-Technik am weitesten verbreitet. Der Benutzer kann die ausgewählte Alternative direkt auf dem Bildschirm identifizieren.

Die <u>Rollkugel</u> erzeugt bei kontinuierlicher Betätigung eine Folge von Programmunterbrechungen. Sie können z.B. dazu benutzt werden, eine Marke auf dem Schirm zu verschieben. Eine der Rollkugel zugeordnete "Pick-Taste" identifiziert die aktuelle Position der Marke auf dem Schirm und löst eine Aktion des Systems aus, z.B. Ausführung einer Menu-Alternative.

<u>Berührungsfelder</u> erlauben eine unmittelbare Menuauswahl ohne technische Hilfsmittel, d.h. durch direkte Berührung eines auf Berührung sensitiven Bildschirmfeldes kann ein dem Feld zugeordnetes Programm gestartet werden.

<u>Funktionstasten</u> schliesslich koppeln die Ausführung von Programmen an spezielle, fest eingebaute Tasten der Konsole. Drücken einer Taste bewirkt die Ausführung des zugeordneten Programms.

Diese Aufzählung der Menu-Auswahlmöglichkeiten ist keineswegs vollständig. In anderen interaktiven Systemen existieren noch weitere technische Realisierungen. Wichtig ist, dass der Benutzer mit irgendeinem vorhandenen technischen Gerät seinen Wunsch bemerkbar machen kann. Im Prinzip würde sogar eine einzige Auswahlmöglichkeit, z.B. der weit verbreitete Lichtgriffel genügen.

Die hier beschriebenen Geräte sind teilweise sehr ähnlich. So sind z.b. die Berührungsfelder nichts anderes als programmierbare Funktionstasten. Man könnte sogar - bei oberflächlicher Betrachtung - durchaus zu dem Schluss kommen, dass einige der angeführten Techniken überflüssig sind, zumal sie nicht immer ganz billig sind.

Ein genauerer Blick in die Praxis offenbart jedoch eine andere Einsicht. Es zeigt sich, dass in Abhängigkeit von der spezifischen Aufgabenstellung verschiedene Techniken besser geeignet sind als andere oder dass die Benutzer Vorlieben für einige Techniken haben und andere ablehnen. Z.B. ist die Verwendung des Lichtgriffels wenig beliebt weil zu umständlich. Der an der Konsole sitzende Benutzer muss erst den Griffel in die Hand nehmen und dann zum Bildschirm führen, während eine in unmittelbarer Nähe der Konsole

angeordnete Rollkugel einfacher und praktischer zu bedienen ist.
Ebenso erfüllen selbst die einfachen Funktionstasten ihren Sinn,
trotz ihrer funktionellen Ähnlichkeit zu den Berührungsfeldern.
Sehr wichtige, grundlegende Funktionen, die immer zur Vefügung stehen müssen, wird man zweckmässigerweise fest mit Funktionstasten
verbinden.

Hieraus ist der Schluss zu ziehen, dass verschiedene technische
Realisierungen für die Auswahl aus Menus durchaus sinnvoll sind.
Man kann aber nicht immer von vornherein beurteilen, welche Technik
im konkreten Fall die beste ist. Man muss dies meistens in der Praxis ausprobieren und sehen, was sich am besten bewährt. Um so wichtiger sind dann geeignete Hilfsmittel des Systems, um Menus während
der Anwendung schnell aufbauen bzw. verändern zu können. In den
nächsten Abschnitten wird konkret gezeigt, wie mit den vorhandenen
Mitteln eine flexible Menu-Technik in das Dialogsystem XDS eingebaut werden kann. Insbesondere wird die Integration der erwähnten
Interaktionsgeräte Lichtgriffel, Rollkugel, Berührungsfelder und
Funktionstasten in das System XDS beschrieben.

6.1.2.2 Erzeugung von Menus

Auf der Dialogebene wird eine zusammengesetzte Datenstruktur (vgl.
5.1.1.2) "MENU" definiert:

```
STRUCT      MENU :
            POS  : POINT
            EXEC [20], IDENT [20] : STRING
END
```

POINT ist seinerseits eine Datenstruktur zur Beschreibung von Punk-
ten auf dem Schirm:

```
STRUCT      POINT : X, Y  :  INT
```

Datenobjekte des Typs MENU werden durch eine Deklaration erzeugt.
Z.B. erklärt die Deklaration

```
DECL   ARRAY M1[3], ARRAY M2[3] : MENU    END
```

M1 und M2 als Objekte vom Typ MENU, wobei beide aus Arrays zu je drei Elementen bestehen.

Die Unterfelder EXEC und IDENT in MENU sind als Strings erklärt.
Der String IDENT wird an der Schirmposition POS ausgegeben. Bei
Selektion eines Menus wird der String EXEC ausgeführt.

Auf Dialogebene wird weiterhin ein externes Kommando zur Ausgabe
von Menu-Datenobjekten definiert:

```
COMAND   DMENU
    ([P1 : FILE],
     P2 : MENU ) : X_MENU
```

P1 selektiert ein Sichtgerät. Ein evtl. angegebener File-Name wird
nicht beachtet. P2 ist ein Menu-Objekt. Beim Aufruf von DMENU kann
eine Sequenz von Parametern P2 angegeben werden. X_MENU referiert
eine externe Systemroutine. Sie übernimmt die Verwaltung und Ausgabe von Menus.

Die Erzeugung von Menus lässt sich am einfachsten an einem Beispiel
demonstrieren:

```
/ 100, 100, ´DMENU M2´     , ´AUFNAHME´        / => M1[1]
/ $,        ´SUB (LEVEL)´  , ´SUB SCHWELLE´    / => M1[2]
/ $,        ´SUB (0)´      , ´RESET SCHWELLE´  / => M1[3]

/ 100, 100, ´DMENU M1´     , ´SUBKTRAKTION´    / => M2[1]
/ $,        ´RECORD´       , ´EINZELBILD´      / => M2[2]
/ $,        ´RECSER´       , ´SERIE´           / => M2[3]
```

Die Zuweisungen füllen die Menu-Variablen mit Werten. Zwei Gruppen
von Menus sind erklärt: M1 und M2. Die beiden ersten Elemente von
M1 bzw. M2 enthalten die Anweisung, das jeweilige andere Menu auszugeben. In M1 werden Schwellen vom aktuellen Bild subtrahiert, in
M2 können Einzelbilder oder Serien aufgenommen werden. Beide Me-
nuausgaben beginnen auf dem Schirm bei der Position (100, 100). Das
aktuelle Zeichen "$" an Stelle einer expliziten Positionsangabe
zeigt an, dass die weiteren Menu-Posten automatisch untereinander
zu schreiben sind.

Die explizite Anweisung

    DMENU M1

- entweder direkt von der Konsole oder innerhalb eines Programms -
veranlasst die Ausgabe von Menu M1. Auf dem Schirm erscheint an der
Position (100, 100) der Text:

    AUFNAHME
    SUB SCHWELLE
    RESET SCHWELLE

Die Auswahl einer Alternative mit Lichtgriffel oder Rollkugel er-
zwingt die Ausführung des zugeordneten EXEC-Strings. Wichtig ist
die Selektion von 'AUFNAHME'. Dann wird der String 'DMENU M2' ausgeführt. Da Menu M2 mit Menu M1 auf dem Schirm überlappt, verschwindet das gesamte Menu M1, und dafür erscheint M2:

    SUBTRAKTION
    EINZELBILD
    SERIE

Die Selektion von 'SUBTRAKTION' wiederum holt Menu M1 zurück. Auf
diesem Wege können ganze Menugruppen einfach gegeneinander ausgetauscht werden.

Auf Dialogebene wird nur die Struktur MENU und das zugehörige Kommando DMENU erzeugt. Die eigentliche Ausführung des Kommandos findet in der Routine X_MENU statt, die in SIMPL11 implementiert ist.
Die genauen Aufgaben von X_MENU sind (vgl. Kap. 7):

    - Einträge in die Sichteräte-Dateien vornehmen,

    - Menu-sensitive Bereich auf dem Schirm festlegen und

    - nach Selektion eines Menu-Objektes durch den Be-
      nutzer die Ausführung aktivieren.

6.1.2.3 Berührungsfelder

Berührungsfelder bestehen aus einem Bildschirm, der in eine feste
Anzahl numerierter Felder (z.B. 16 Stück) unterteilt ist. Die einzelnen Felder sind sensitiv gegenüber Berührung. Jedes Feld kann
einzeln beschrieben werden - z.B. mit einer oder mehreren identifizierenden Textzeilen. Es lassen sich zusätzliche Funktionen an-
steuern - z.B. Invertierung der Helligkeit oder Modifikation der
Buchstabengrösse.

Auf Dialogebene wird für Berührungsfelder eine eigene Datenstruktur eingeführt. Die Struktur MENU kann nicht verwendet werden, da Berührungsfelder technisch anders als normale Sichtgeräte organisiert sind. Eine zusätzliche Struktur <u>TOUCH</u> wird deshalb wie folgt definiert:

```
STRUCT    TOUCH :
          POS, FUNC : INT,
          EXEC [20] : STRING,
          LINE1 [10], LINE2 [10] : STRING
END
```

POS bezeichnet die Nummer des Berührungsfeldes, FUNC steuert die Zusatzfunktionen der Hardware, EXEC enthält den auszuführenden String, LINE1 und LINE2 zwei identifizierende Strings.

Die Anweisungen

```
DECL    T1, T2    :    TOUCH

/ 1, $, ´SHOW I$$´  , ´AKTUELLES´ , ´BILD´   / => T1
/ 2, $, ´ASK IMAGE´ , ´AUSGABE´   , ´BILDER´ / => T2
```

erzeugen zwei TOUCH-Variable T1 und T2 und weisen ihnen Werte zu. Ein analog zu DMENU definiertes Kommando DTOUCH

```
        DTOUCH    T1, T2
```

schreibt die identifizierenden Texte in die Berührungsfelder 1 und 2. Durch Berühren der Felder mit dem Finger werden die Ausführungs-Strings aktiviert. Nach Berühren von Feld 1 erscheint das aktuelle Bild I$$ auf dem Sichtgerät. Feld 2 veranlasst die Ausgabe der Beschreibung aller vorhandenen Bilder.

6.1.2.4 Funktionstasten

Funktionstasten sind relativ einfach in das System zu integrieren. Es braucht lediglich ein Kommando FKEY definiert zu werden:

```
COMAND    FKEY
     [P1 : CHAR,
     /ID = ´->´ /,
      P2 : STRING ]      : X_FKEY
```

Beispiele:

```
     FKEY    "C  ->   ´CLEAR´
     FKEY    "1  ->   ´SPEED+1 => SPEED´
     FKEY    "I  ->   ´INIT´
     FKEY
```

Nach Drücken der Taste ´C´ wird String ´CLEAR´ ausgeführt. CLEAR löscht den Bildschirm. Drücken der Taste ´I´ initialisiert das gesamte System. Drücken der Taste ´1´ führt den String ´SPEED+1 => SPEED´ aus. Die Variable SPEED ist der Rollkugel zugeordnet. Sie gibt das Übersetzungsverhältnis zwischen der mechanischen Rollbewegung und der Bewegung der Marke auf dem Schirm an. Durch wiederholtes Drücken von ´1´ wird dieses Übersetungsverhältnis vergrössert und bewirkt damit eine schnellere Bewegung der Rollkugelmarkierung (s. nächster Abschnitt). FKEY ohne Argumente hebt alle Definitionen von Funktionstasten wieder auf.

6.1.3 Interaktion mit dem Bildschirm

6.1.3.1 Arten von Interaktionen

Zur direkten Interaktion mit dem Bildschirm dienen die bereits erwähnten Geräte Lichtgriffel und Rollkugel. Mit dem Lichtgriffel werden direkt auf dem Schirm Punkte identifiziert. Technisch bedingt können nur helle Stellen auf dem Bildschirm erfasst werden. Bei der Rollkugel wird eine mechanische Drehbewegung einer beliebigen anderen Funktion zugeordnet. Diese Funktion kann zum Beispiel die Bewegung einer Marke auf einem Sichtgerät sein. Die mechanische Drehbewegung wird dabei mittels eines Systemprogramms in eine Bewe-

gung der Marke abgebildet. Nach Bedarf lässt sich zwischen die Be-
wegungen von Rollkugel und Marke eine Übersetzung schalten, so dass
die Marke mit einer einstellbaren Geschwindigkeit über den Schirm
fährt. Eine der Rollkugel zugeordnete Taste - die Pick-Taste -
teilt dem System die gerade aktuelle Position der Marke mit. Das
Drücken der Pick-Taste entspricht logisch dem Hindeuten mit dem
Lichtgriffel. Ausser der Markierung einer Position auf dem Sichtgerät kann natürlich auch eine beliebige andere Funktion mit der
Rollkugel gesteuert werden.

Folgende Typen von Interaktionen sind zu unterscheiden:

a) Identifikation absoluter Koordinaten auf dem Bildschirm.
   Der Wertebereich der Koordinaten hängt von der technischen Realisierung des Sichtgerätes ab.

b) Identifikation von Objekten der Dialogumgebung auf dem
   Bildschirm, unabhängig von ihrer absoluten Schirm-Po-
   sition.

c) Identifikation von Menu-Objekten. Diese Form der Interaktion wurde bereits im letzten Abschnitt besprochen.

d) Steuerung beliebiger Funktionen durch Bewegung der Rollkugel. Die Funktionen werden vom Benutzer definiert.
   Ihre Wirkung in Abhängikeit von der Rollkugelbewegung
   kann auf dem Bildschirm direkt verfolgt werden. Interessant bei dieser Interaktionsform ist, dass die "analoge"
   Tätigkeit der Rollbewegung unmittelbar in eine auf dem
   Bildschirm beobachtbaren Wirkung auf Objekte der Dialogumgebung resultiert.

6.1.3.2 Integration von Rollkugel und Lichtgriffel

Auf der Ebene des Dialogs wird bei Identifikation von Objekten auf
dem Sichtgerät nicht zwischen Lichtgriffel und Rollkugel unterschieden. Logisch werden beide gleich behandelt. Lediglich die
Steuerung beliebiger Funktionen ist der Rollkugel allein vorbehalten.

Zur Identifikation absoluter Schirmkoordinaten wird eine externe
Prozedur PICK definiert:

     PROC   POINT PICK : X_PICK

Die Systemroutine X_PICK wartet auf eine Eingabe - entweder vom

Lichtgriffel oder von der Pick-Taste. Die Prozedur PICK liefert die
identifizierte Position als Resultat vom Typ POINT an die Dialogumgebung zurück.

        Beispiel:

        SHOW   'TABELLE' => S AT PICK

Nach Eingabe dieses Kommandos bewegt man z.B. die Rollkugelmarke an
die gewünschte Bildschirmposition und drückt dann die Pick-Taste.
An dieser Stelle wird der String 'TABELLE' ausgegeben.

Zur Identifikation von Objekten der Dialogumgebung sind zwei externe Prozeduren definiert:

        PROC   DOPICK : X_DOPICK
        PROC BOOL ISPICK (P : <T>) :   X_ISPICK

DOPICK wartet auf eine Eingabe vom Lichtgriffel oder der Pick-Taste. ISPICK prüft nach, ob die letzte Eingabe das Datenobjekt P
betraf.

Zur Steuerung von Operationen auf dem Bildschirm ist ein externes
Kommando TRACK definiert:

    COMAND   TRACK
        ([P1 : FILE],
         [SPEED = 1 : INT],
          /D1 = 'USE'/ , [/D2 = 'HORIZ' OR 'VERT'/],
          P2 : PROC) : X_TRACK

        Beispiele:

        TRACK   USE HORIZ   CONTRAST
        TRACK   SPEED = 10   USE MOTION

Parameter P1 in TRACK selektiert das Sichtgerät. SPEED ist ein Fak-
tor für die Übersetzung der Rollbewegung. Der optionale Begrenzungsparameter D2 gibt an, ob nur die horizontale oder vertikale
Komponente der Drehbewegung berücksichtigt werden soll. P2 bezeichnet eine Prozedur, die bei jeder eine Programmunterbrechung
verursachenden Drehbewegung der Rollkugel auszuführen ist. Die Pro-

zedur wird während Betätigung der Rollkugel sehr häufig ausgeführt.
Sie sollte daher unbedingt mit höchster Effizienz in SIMPL11 implementiert sein. Andernfalls tritt ein Schlupf zwischen Drehbewegung
und Ausführung der Prozedur auf, d.h. die Aktionen der Prozedur
hinken der Drehung hinterher.

Die Prozedur CONTRAST in obigem Beispiel bewirkt eine Kontrastverstärkung des aktuellen Bildes. Eine horizontale Drehkomponente der
Rollkugel ist unmittelbar in einer Kontraständerung des dargestellten Bildes zu beobachten.

Im zweiten Beispiel ist der Rollkugel die Prozedur MOTION zugeordnet. Bei Drehung der Rollkugel gibt diese Prozedur einzelne
Bilder - etwa einer angiographischen Aufnahmesequenz - nacheinander
auf dem Bildschirm aus. Hierdurch kann der ursprüngliche Bewegungs-
ablauf wieder sichtbar gemacht werden, wobei der Benutzer die Darstellung einzelner Bewegungsphasen mit der Rollkugel steuern kann.

6.2 Erzeugung kommandoverarbeitender Systeme

In einer anderen Anwendung kann die Aufgabe darin bestehen, fertig
vorliegende Programmpakete einer interaktiven Nutzung zuzuführen.
Beispiele sind etwa ein Paket mathematischer Routinen (z.B. für
Statistik) oder dedizierte Routinen für Prozesssteuerungen. In XDS
werden dafür externe Prozeduren und Kommandos mit Referenz auf die
vorhandenen Routinen definiert. Nach Zusammenbinden von XDS mit dem
externen Programmpaket kann dieses dann interaktiv benutzt werden.

An einem konkreten Beispiel aus der Nuklearmedizin soll diese Methode näher erläutert werden. An der Nuklearmedizinischen Abteilung
der Medizinischen Hochschule Hannover wurde ein Lösungsvorschlag
für das medizinische Problem der in-vivo-Bestimmung ischämischer
und infarzierender Myocardvolumina mit nicht-invasiven nuklearmedizinischen Methoden erarbeitet (PRETSCHNER 1979a, 1979b). Die Da-
tenerfassung, Datenverwaltung und Datenpräsentation erfolgte in
einem in sich abgeschlossenen System (GAMMA-11, 1976). Für die an
der medizinischen Fragestellung orientierte Verarbeitung und
Analyse der szintigraphischen Daten wurde an der Medizinischen
Hochschule Hannover unter anderem ein modulares Programmpaket mit
etwa 40 FORTRAN-Subroutinen entwickelt. Ihre Anwendung erfolgte
innerhalb eines weiteren Systems mit der im ersten Kapitel beschriebenen starren Struktur. Hierdurch waren der Verwendungsmög-
lichkeit der vorhandenen Programme Grenzen gesetzt.

Es bestand daher die Aufgabe, mit Hilfe von XDS aus den vorhandenen
beiden Systemen und evtl. neu hinzukommenden Programmen ein flexibles interaktives System aufzubauen (PRETSCHNER und PFEIFFER
1981). Aus ökonomischen Gründen sollte das zufriedenstellend funk-
tionierende GAMMA11-System nicht verändert oder ersetzt werden. Die

Kopplung zwischen GAMMA11 und XDS erfolgt durch "CHAINING"-Technik, der Datentransport über GAMMA11-Dateien.

Zum Aufbau des Systems wurde auf das Basissystem von XDS zurückgegriffen. Zu diesem Grundsystem wurden die vorgegebenen FORTRAN-Programme hinzugefügt. Folgende Schritte waren im Einzelnen durchzuführen:

    i) Deklaration der im FORTRAN-Paket verwendeten Daten. Bilder sind in FORTRAN als 2-dimensionale Arrays, in XDL als IMAGE´s repräsentiert.

    ii) Implementierung eines FORTRAN Initialisierungsprogramms für Korrespondenz zwischen FORTRAN- und XDL-Daten.

    iii) Deklaration der externen Prozeduren (s. Programmbeispiel). Auf der rechten Seite stehen die Namen der FORTRAN-Subroutinen. Der Einfachheit halber wurden die Namen auf der Dialogebene beibehalten.

    iv) Austausch von arithmetischen Bildoperationen (+, -, *, /), die in XDS vordefiniert sind, durch FORTRAN-Subroutinen. Hierdurch sind alle Bildoperationen konsequent von Dialogoperationen getrennt. Sämtliche Bildoperationen sind ausnahmslos in FORTRAN implementiert und im Prinzip unabhängig von XDS. Mit den Sprachelementen von XDL steuert der Benutzer nur deren Ausführung. XDS wird also als kommandoverarbeitendes System verwendet.

Der gesamte Arbeitsaufwand für die Anpassung von XDS an diese spezielle Aufgabenstellung betrug - einschliesslich Testen - ca. 1 Woche. Das folgende Beispiel zeigt einen Programmausschnitt aus einer aktuellen Anwendung. Medizinische Erläuterungen hierzu sind bei PRETSCHNER und PFEIFFER (1981) zu finden. Es sei nur darauf hingewiesen, dass die Aufrufe der Prozeduren LOAD(J+40.) bzw. LOAD(J+30.) auf die GAMMA11-Bildspeicher zugreifen.

Programmbeispiel

```
// DATEN DEKLARATION

STRUCT            POINT: X, Y                    : INT
DECL              ARRAY FSP1 (4)                 : POINT
DECL              Fl, SUM, BCK                   : INT
DECL              BILD1 (64,64)                  : INT IMAGE
DECL              BINB1 (64,64), BINB2 (64,64)   : BYTE IMAGE
  .
  .
  .
// EXTERNE PROZEDUREN

XPROC    IMAGE    BINS    (I:  IMAGE)            : BINS
XPROC    INT      FLCH    (I:  IMAGE)            : FLCH
XPROC    INT      FSUM    (I:  IMAGE)            : FSUM
XPROC    POINT    FSPKT   (I:  IMAGE)            : FSPKT
XPROC             BLOW    (I:  IMAGE)            : BLOW
XPROC             FUELL   (I:  IMAGE)            : FUELL
XPROC             XOR     (I1,I2:  IMAGE)        : XOR
XPROC             MASK    (I1,I2:  IMAGE)        : MASK
  .
  .
  .
FOR  1=>J  UPTO   4   DO
BEGIN

    LOAD (J+40.)  => BILD1 BINS => BINB1 FUEL
    BINB1 FSPKT   => FSP1 (J)
    BINB1  => BINB2
    FOR 5 DO BINB1 BLOW
    BINB1 XOR BINB2
    BINB1 FLCH => Fl
    LOAD (J+30.)  => BILD1 MASK BINB1 FSUM => SUM
    SUM / Fl => BCK

END
  .
  .
  .
```

6.3 Aufbau eines einfachen Betriebssystems

In den bisherigen Beispielen wurden externe Routinen als Prozeduren oder Kommandos an das Dialogsystem angeschlossen. In den meisten Fällen entstammen die externen Routinen dem Anwendungsbereich. Doch ebenso können Dienstleistungen des Betriebssystems angeschlossen werden. Enthält das Betriebssystem z.B. eine Dateiverwaltung, braucht diese in XDS nicht neu implementiert zu werden. Mit Hilfe externer Prozeduren und Kommandos benutzt man einfach das bereits vorhandene Dateisystem. Ebenso lassen sich alle übrigen Dienstleistungen des Betriebssystems innerhalb des Dialogs verfügbar machen.

Man kann dies auch so sehen, dass das Dialogsystem über das vorhandene Betriebssystem gestülpt wird und alle Betriebssystemfunktionen direkt auf Dialogebene zugänglich macht. Man gelangt damit in einen Bereich, der sonst gewöhnlich von den Kommandosprachen überdeckt wird.

Geht man auf diesem Weg einen Schritt weiter und vertauscht die Rollen von Dialog- und Betriebssystem, so ist es naheliegend, das Dialogsystem XDS direkt als das Betriebssystem der Maschine anzusehen, in das alle Dienstleistungen von aussen eingebaut werden. XDL wird dann als Kommandosprache im herkömmlichen Sinne verwendet.

Dieser Vorschlag kann hier nicht in allen Einzelheiten ausdiskutiert werden. Es war schliesslich nicht unsere Absicht, ein Dialogsystem als Ersatz für vorhandene Betriebssysteme zu entwickeln. Deshalb könnte das XDS in dieser Form auch nicht als Grundlage für ein Betriebssystem dienen. Ebensowenig wäre es praktikabel, die äusserst komplexen Systeme grosser Maschinen durch ein einfaches Dialogsystem in der Art von XDS ersetzen zu wollen. Beschränkt man sich aber auf kleine Maschinen mit einfachen Betriebssystemen (Kleinrechnerkonfigurationen oder Tischrechnersysteme), so würden sich eine Reihe von Vorteilen ergeben:

- Das Kommunikationsmedium zwischen Maschine und Benutzer ist unmittelbar die Dialogsprache XDL. Die Maschine kann deshalb direkt zur Lösung einfacher Probleme eingesetzt werden (komfortabler Tischrechner).

- Dienstleistungen lassen sich einfach und konsistent als externe Objekte integrieren.

- Ebenso einfach lassen sich spezialisierte Anwendungen integrieren. Sind z.B. Sichtgeräte oder Interaktionsgeräte vorhanden, können sie mit den bereits beschriebenen Methoden in das System eingebaut werden. Die Menu-Technik oder die Berührungsfelder brauchen nicht auf die Bildverarbeitung beschränkt zu bleiben, sondern können generell als nützliche Hilfsmittel zur Verfügung gestellt werden.

- Mit dem beschriebenen Kommandokonzept lassen sich sehr flexible Kommandostrukturen für alle Arten von Maschinenaktionen aufbauen.

- Möglichkeiten der Stapelverarbeitung sind in den Dialogkonzepten bereits implizit enthalten. Ein Stapelprogramm ist einfach ein auf Dialogebene erzeugtes Programm. Vorteilhaft sind dabei die algorithmischen Spracheigenschaften und die Möglichkeiten der interaktiven Ablaufsteuerung.

Diese Vorzüge ergeben sich unmittelbar aus der Konzeption von XDS. Demgegenüber müssten vor Verwendung von XDS als Grundlage eines Betriebssystems noch eine Reihe von Veränderungen bzw. Erweiterungen an XDS vorgenommen werden:

- Vereinfachung der Sprache durch Entfernen aller für die Bildverarbeitung spezifischen Elemente (z.B. IMAGE, FRAME etc.).

- Hinzunahme von Parallelverarbeitung. Für die Belange der Bildverarbeitung ist Parallelverarbeitung nicht unbedingt notwendig. Bei anderen - z.B. Prozessrechneranwendungen - kann jedoch nicht darauf verzichtet werden.

- Definition und Implementierung einer geeigneten Schnittstelle zwischen Dialogsprache und Betriebssystemdienstleistungen.

- Loslösung von der starken Maschinenabhängigkeit der gegenwärtigen Implementation, die durch die Struktur von SIMPL11 gegeben ist. Eine Übertragung von XDS auf andere Maschinenarchitekturen würde eine vollständige Neuimplementation bedeuten.

Der zuletzt genannte Punkt der Neuimplementation von XDS dürfte den meisten Aufwand bereiten. Bei der Entwicklung von SIMPL11 wurde (vgl. 4.1.1) mit voller Absicht einer vollständigen Maschinenkontrolle und hoher Effizienz Vorrang gegenüber Portabilität eingeräumt. Wie bereits dargelegt wurde, ergeben sich die Gründe hierfür aus den Besonderheiten der Bildverarbeitung. Im Vergleich dazu spielt höchste erzielbare Effizienz und unbedingter Zugang zu den Hardwarekomponenten bei Verwendung von XDL als Kommandosprache eines Bestriebssystems keine ähnlich wichtige Rolle. Deshalb wäre es für eine Neuimplementation von XDS sinnvoll, entweder zunächst die starke Maschinenabhängigkeit von SIMPL11 zu beseitigen - im wesentlichen betrifft dies maschinenspezifische Datenobjekte und Adressierungstechniken - oder auf eine andere Implementierungssprache mit den gewünschten Eigenschaften - falls vorhanden - zurückzugreifen. In jedem Falle jedoch sollten Möglichkeiten für eine nie vollständig zu vermeidende maschinennahe Programmierung verbleiben. Bei Verwendung einer maschinenunabhängigeren SIMPL-Sprache könnte dies durch Rückgriff auf Assembler erfolgen, entweder durch sog. "in line" -Assemblercode oder besser durch unabhängige Assemblerroutinen. Eine elegantere, jedoch etwas aufwendigere Methode bestünde darin, in SIMPL - ähnlich wie in der Sprache CDL (vgl. KO-

STER 1974) - eine Macrotechnik einzuführen und die maschinenabhängigen Sprachkonstrukte durch Macros zu beschreiben. Dann redu-
zierte sich die Übertragung von XDS auf andere Maschinenarchitekturen auf die Neuimplentierung eines allgemeineren SIMPL und die
Erzeugung eines maschinenabhängigen Satzes von Macros.

7.   IMPLEMENTIERUNG
      =================

Die Implementierung des Dialogsystems XDS erfolgte für Rechner der
Klasse PDP-11 im Betriebssystem RT11. Bis auf den Compiler für XDL
sind alle wesentlichen Teile der in dieser Arbeit beschriebenen
Konzepte implementiert, aus historischen Gründen jedoch einige
Sprachelemente noch in einer etwas anderen als der hier angegebenen
Syntax.

Eine erste Implementierung von XDS wurde ursprünglich vollständig
in Assembler durchgeführt. Die hiermit gemachten negativen Erfahrungen hinsichtlich Programmieraufwand und Schwerfälligkeit gegenüber Änderungen, die typisch für Assemblerprogrammierung sind,
führten zur Entwicklung von SIMPL11 und der hier vorgestellten Konzeption des Dialogsystems. Die an SIMPL11 als Implementierungssprache gestellten Erwartungen wurden trotz einiger Nachteile (z.B.
noch zu starke Maschinenabhängigkeit) voll erfüllt.

SIMPL11-Quellprogramme werden erst in Assembler und dann in Maschinencode übersetzt. Gegenüber einer direkten Übersetzung von SIMPL11
in Maschinencode hat diese Methode ausser geringen Nachteilen - wie
z.B. verlängerter Übersetzungszeit - nur Vorzüge. Z.B. sind
SIMPL11-Programme konsistent in das Betriebssystem eingebettet,
d.h. alle Systemdienstleistungen können ohne Einschränkungen benutzt werden.

Abb. 4 zeigt einen Überblick über die einzelnen Implementierungs-
stufen. Aufbauend auf der eigentlichen Maschine und umfangreicher
eigener Hardware sind drei Implementierungsebenen

        - Assembler,
        - SIMPL11 und
        - XDL

zu unterscheiden, wobei zunächst nur das noch unvollständige
Kernsystem von XDS, bestehend im Wesentlichen aus dem XDL-Interpre-
ter und der Speicherverwaltung implementiert wurde.

Auf der nächsten Ebene wurde XDS in SIMPL11 implementiert. Darauf
aufbauend wurde dann auf der obersten Ebene das Anwendungssystem
mit Hilfe von XDS und SIMPL11 in das Kernsystem integriert. Im folgenden wird ein kurzer Überblick über die Implementierung der wichtigsten Elemente von XDS gegeben.

A R B E I T S S P E I C H E R
I N T E R P R E T E R
O B J E K T E
S Y M B O L -
T A B E L L E
o Syntax
o Ausführung
o Stack
o Beschreibung
o Daten
o Programme
o Suchtabellen
o Such-Opera-
  tionen
X D S
(Kernsystem)
A N W E N D U N G
(Bootstrap)
S I M P L 1 1
A S S E M B L E R
Betriebssystem   R T 1 1
Maschine
P D P 1 1
eigene
Hardware

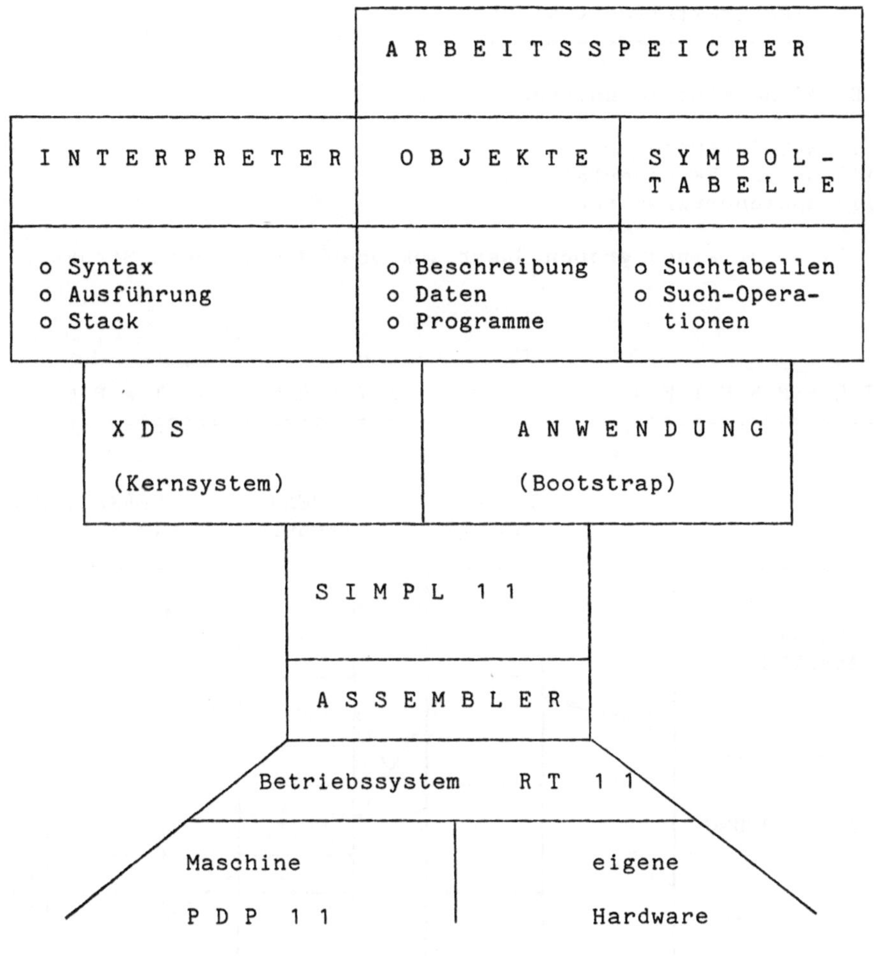

Abb. 4

7.1   IMPLEMENTATION VON XDS

Drei Bereiche sind zu unterscheiden:

      i) XDL-Interpreter,
     ii) Objekt-Repräsentation,
    iii) Speicherverwaltung.

Abb. 5) zeigt einen groben Überblick über die interne Struktur von XDS.

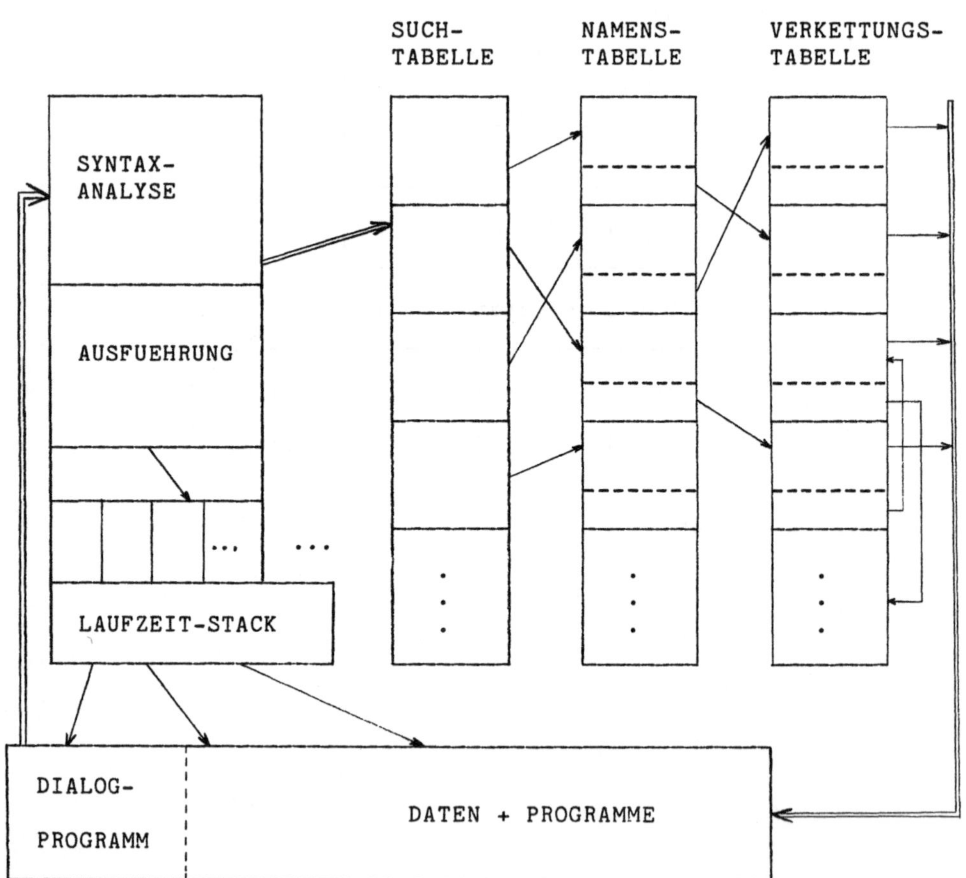

7.1.1 XDL-Interpreter

Der Interpreter ist in die drei Komponenten

>   Lexikalische Analyse,
>   Syntaktische Zerteilung (Parser) und
>   Ausführung

aufgeteilt, die nacheinander durchlaufen werden. Beim Entwurf des Interpreters muss zunächst entschieden werden, wie weit übersetzt werden soll bzw. auf welcher Stufe interpretiert wird. Direkt auszuführende Strings (z.B. Eingaben von der Konsole) werden auf der Ebene des Quelltextes interpretiert, wiederholt auszuführende Programmstücke werden zweckmässigerweise ein Stück weit compiliert und dann erst interpretiert. In der gegenwärtigen Implementation erfolgt die Interpretation nach der lexikalischen Analyse, d.h. das Quellprogramm wird durch die lexikalische Analyse in eine interne Form transformiert. Diese repräsentiert ein ausführbares Objekt auf Dialogebene. Bei Ausführung wird die Syntaxanalyse jedesmal neu durchgeführt.

Der Vorzug dieser Ausführungstechnik ist leichte Implementierbarkeit und besonders hohe Flexibilität, da die Syntax immer erst unmittelbar vor Ausführung überprüft wird. Nachteilig ist der hierdurch bedingte hohe Laufzeitaufwand, der vor allem bei Schleifen stark ins Gewicht fällt. Dieser Nachteil wurde vorerst in Kauf genommen, da ohnehin ein Compiler für Dialogprogramme geplant ist. Mit Hilfe dieses Compilers lässt sich dann auch die interpretative Ausführung beschleunigen - ohne Verlust an Flexibilität -, indem häufig durchlaufene Programmteile intern - vom Benutzer unbemerkt - compiliert werden.

Für die Implementation der lexikalischen Analyse wird die übliche Technik eines endlichen Automaten - intern durch Tabellen repräsentiert- verwendet. Die Syntax von XDL ist vom Typ LL(1) (vgl. GRIFFITHS 1974). Die Syntaxzerteilung (Parser) ist durch rekursiven Abstieg implementiert.

Der Syntaxzerteiler arbeitet auf einem Laufzeit-Stack, der wiederum die eigentliche Ausführung mit den Daten und Programmen des Arbeitsspeichers steuert. Die Einträge auf dem Laufzeit-Stack zeigen direkt auf Objekte im Arbeitsspeicher.

7.1.2   Objekt-Repräsentation

Die auf der Dialogebene erzeugten Daten- und Programmobjekte setzen sich aus zwei Teilen zusammen, einem Beschreibungs- und dem eigentlichen Datenteil:

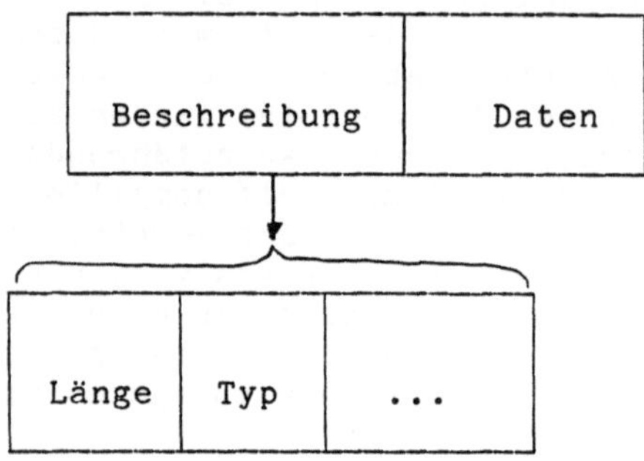

Der Beschreibungsteil wiederum enthält immer zuerst Länge und Typ des Objekts und darauf folgen weitere Bestimmungen, die vom jeweiligen Typ abhängen. Diese zusätzlichen Bestimmungen können sehr umfangreich werden. Der Beschreibungsteil von Objekten des Typs IMAGE enthält unter anderem z.B. folgende Bestimmungen:

        Länge,
        Typ (IMAGE),
        Pixel-Typ (BOOL,BYTE,INT,REAL),
        absolute Bild-Dimensionen,
        Bild-Ausschnitt,
        Orientierung der Achsen (Bild-Repräsentation),
        Bilddaten oder Referenz darauf.

Ebenso enthalten Prozeduren und Kommandos einen umfangreichen Beschreibungsteil. Kommandos z.B. enthalten hinter Länge und Typ eine Schablone, welche die vollständige Definition des Kommandos enthält. Bei Aufruf eines Kommandos werden die angegebenen Parameter mit dieser Schablone verglichen und daraus der aktuelle Parametersatz erzeugt.

7.1.3   Speicherverwaltung

Alle auf der Dialogebene erzeugten Daten- und Programmobjekte werden im Arbeitsbereich von XDS dynamisch verwaltet. Die Kommunikation zwischen Syntax-Zerteiler (Parser) und Arbeitsspeicher erfolgt über die Symbol-Tabelle. Die Symbol-Tabelle ist als ein aus drei einzelnen Tabellen bestehendes Datenobjekt mit den zugehörigen Operationen für Einspeichern, Auffinden und Löschen realisiert. Die drei Tabellen sind als Suchtabelle, Namenstabelle und Verkettungstabelle bezeichnet (vgl. Abb. 5).

Die _Namenstabelle_ enthält in codierter Form die vom Benutzer vergebenen Namen der Objekte mit einer Referenz auf Einträge in die _Verkettungstabelle._ Die Einträge in die Verkettungstabelle bestehen ebenfalls aus zwei Komponenten, der eigentlichen Adresse des Objekts im Arbeitsspeicher und einem potentiellen Zeiger auf ein anderes Objekt in derselben Verkettungstabelle. Auf diese Weise kann zu jedem existierenden Namen ein Stack von Objekten aufgebaut werden (z.B. bei Erzeugung von lokalen Variablen innerhalb von Blöcken).

Das Einspeichern und Auffinden von Objekten erfolgt über die _Suchtabelle._ Es wird ein binärer Suchalgorithmus verwendet. Die Einträge in die Suchtabelle sind der Grösse nach sortiert und zeigen auf Einträge in der Namenstabelle.

Im Arbeitsspeicher sind alle freien Speicherbereiche zu einer Liste verkettet. Zwei interne Routinen der Symbol-Tabelle entnehmen dieser Freispeicherliste Platz bzw. geben frei werdenden Platz wieder zurück. Falls eine Speicheranforderung nicht erfüllt werden kann, wird erst die Freispeicherliste auf einen einzigen Eintrag zusammengeschoben ("Müllsammeln", - engl. Garbage Collection) und, falls dann der freie Platz immer noch nicht ausreicht, eine Fehlerbedingung erzeugt.

Die Häufigkeit für den Aufruf des "Müllsammlers" wird durch folgende beiden Massnahmen verringert:

    i) Der Platz für temporär anfallende Zwischenergebnisse wird der Freiliste von hinten entnommen und dort wieder eingefügt. Dies verhindert in den meisten Fällen eine Zerstückelung der Freispeicherliste auf Grund temporärer Zwischenergebnisse.

    ii) Durch Verwendung eines Arbeitsoperanden (s. 5.1.3) bei Abarbeitung von Ausdrücken werden temporäre Zwischenergebnisse und die dadurch bewirkten "Müllsammleraufrufe" ganz vermieden.

7.2 Implementierung der Anwendungshülle

Die Erweiterung des Basissystems für die spezielle Applikation der Bildverarbeitung erfolgte auf Implementierungsebene mit SIMPL11, auf Dialogebene über externe Objekte (vgl. Kap. 6). Am Beispiel der Menu-Technik soll die Implementationsmethode exemplarisch erläutert werden.

7.2.1 Menu-Technik

Für die Implementation von Menus sind folgende Einzelaktionen durchzuführen:

i) Definition einer Datenstruktur (MENU) auf Dialogebene.

ii) Definition eines Ausgabekommandos (DMENU) auf Dia-
    logebene. Das Kommando benutzt die in i) definierte
    Struktur MENU und ruft eine externe Prozedur (X_ME-
    NU) auf.

iii) Definition von Datenstrukturen auf der Implementa-
     tionsebene. Diese sind für den Benutzer nicht zu-
     gänglich.

iv) Implementation der externen Prozedur X_MENU in
    SIMPL11. Die Prozedur erzeugt Daten der in iii)
    erzeugten Struktur.

v) Implementation einer Interruptroutine, die Menu-sensitive Bereiche auf dem Schirm erkennt und
   entsprechende Aktionen auslöst.

Die Aktionen i) und ii) wurden in Abschnitt 6.2 bereits beschrieben. Hier soll auf die Definition der internen Datenstrukturen iii) eingegangen werden. Sie werden bei Ausgabe eines Kommandos
DMENU von der externen Routine X_MENU gefüllt. Sie liefern der Interruptroutine die zur Ausführung benötigten Informationen.

Menu-Datenstrukturen auf Implementationsebene

In der Verkettungstabelle (Abb. 5) sind eine vorgegebene Zahl von
Plätzen für Menu-Objekte reserviert. Jede Anwendung des Kommandos

DMENU führt zu einem Eintrag in den nächsten freien Platz und zur
Erzeugung eines internen Menu-Ojektes im Arbeitsspeicher (Abb. 6).

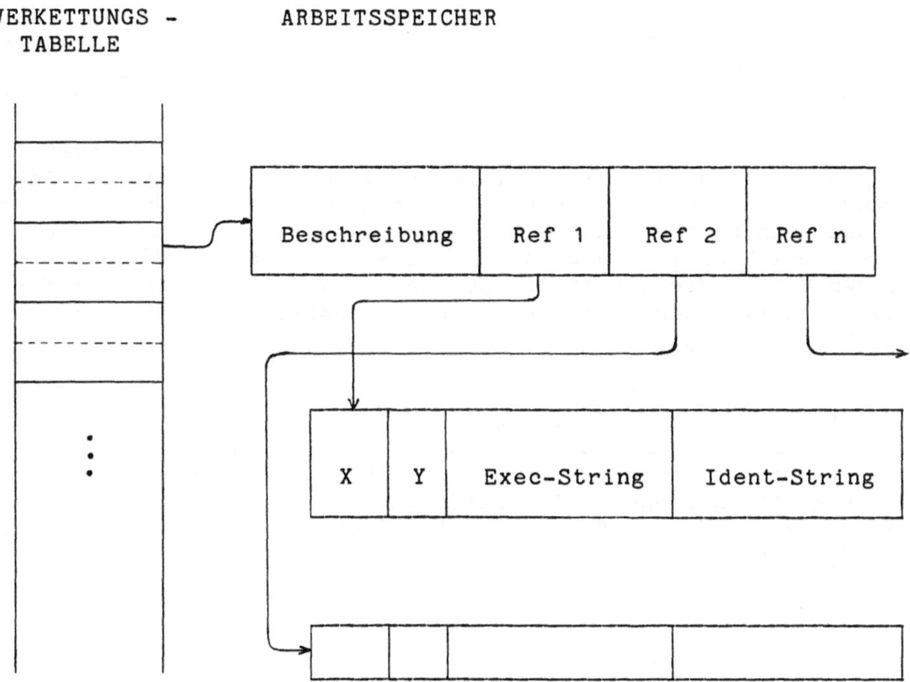

Menu-Referenz-Tabelle

X1	Y1	X2	Y2	ID-Nr	Exec-String

Abb. 6

Die internen Menu-Objekte bestehen aus dem bereits besprochenen Beschreibungsteil und einer Liste von Referenzen, - jeweils einer für jeden Parameter von DMENU. Die Referenzen zeigen auf die entsprechenden Datenstrukturen der Dialogebene vom Typ MENU (vgl. Schritt i)). Die MENU-Strukturen enthalten die Position auf dem Schirm, einen Ausführungs- und einen Identifikationsstring.

Zusätzlich wird noch eine weitere interne Datenstruktur eingeführt, die Menu-Referenz-Tabelle. Die Ausgabe auf Sichtgeräte ist in XDS so implementiert, dass nach jeder vom Benutzer ausgelösten Aktion, bevor das System in den Wartezustand übergeht, die Sichtgeräte-Dateien interpretiert und Anweisungen für die Sichtgeräte erzeugt werden. Im Zuge dieser Interpretation der Sichtgeräte-Dateien werden auch die Identifikationsstrings der Menus an die entsprechenden Schirmpositionen ausgegeben und gleichzeitig wird die Menu-Referenz-Tabelle aufgebaut. Sie enthält für jede Menu-Position auf dem Schirm einen Eintrag, bestehend aus den Koordinaten für die Menu-sensitive Schirmfläche, einer Identifikationsnummer und dem Ausführungsstring.

Nach diesen Vorarbeiten ist die Aufgabe der Menu-Interrupt-Routine fast trivial. Nach Eintreten eines Lichtgriffel- oder Rollkugelereignisses wird über die Menu-sensitiven Koordinaten der Menu-Referenz-Tabelle festgestellt, ob eine Menu-Selektion vorlag. Wenn ja, braucht nur noch die Ausführung des assoziierten Strings aktiviert zu werden. Der Rest ist auf bereits implementierte Teile zurückgeführt.

7.3 Technische Daten

Die folgende Tabelle gibt einen Überblick über den Speicherbedarf der gegenwärtigen Implementierung von XDS.

Rechner	PDP-11
Betriebssytem	RT-11
Speicher	32 K Worte
davon ausnutzbar	25 K Worte
zusätzlicher höherer Speicher	64 K Worte
(Memory Management)	
Residenter Datenbereich von XDS	4 K Worte
Programme	9 K Worte
(4 Overlays, 35 Segmente)	
Arbeitsspeicher	12 K Worte

Bei Verwendung von FORTRAN-Subroutinen kommen nochmals ca. 4K residente Speicherbelegung für FORTRAN-Bibliotheksroutinen hinzu.

8.   SCHLUSSFOLGERUNGEN
       ====================

Das Dialogsystem XDS wurde als Teil eines grösseren Projektes für
den Aufbau eines medizinischen Bildverarbeitungssystems entwickelt.
Zu Beginn dieser Arbeit wurde das medizinische Umfeld, in dem die
Durchführung des Projektes stattfindet, näher beschrieben. Insbesondere wurden Anforderungen an ein interaktives Bildverarbeitungssystem aus der Sicht medizinischer Anwendung aufgestellt. Nach
einem kurzen Überblick über existierende Dialogsysteme in der Informatik zeigte sich, dass die hierin enthaltenen Konzepte nicht
einfach übertragen werden können. Die besonderen Kriterien der
Bildverarbeitung hinsichtlich hoher Effizienz, Erweiterungsmöglichkeiten und der Notwendigkeit dedizierte Hardwarekomponenten
konsistent zu erfassen, erfordern teilweise neue Lösungswege. Mit
der Entwicklung des Dialogsystems XDS wurde der Versuch gemacht,
auf vorhandenen Dialogsprachenkonzepten aufbauend, die typischen
Forderungen der Bildverarbeitung in der Medizin in einer für die
Anwendung praktikablen Form zu erfüllen. In der vorliegenden Arbeit
wurden die allgemeine Konzeption von XDS und die wesentlichen Dia-
logsprachenelemente dargestellt. Danach wurde die Anwendung von XDS
auf konkrete Probleme von Bildverarbeitungssystemen demonstriert.

Eine der Hauptforderungen bei der Entwicklung von XDS war die
Durchführung einer Implementation, um die Brauchbarkeit der neu
entwickelten Konzepte in der praktischen Anwendung nachzuprüfen. Es
zeigte sich dabei, dass dies starke Rückwirkungen auf die Konzeption des Systems selbst hatte. Im Verlauf von Implementation und
Anwendung wurde so das ursprünglich aufgestellte Konzept in wesentlichen Teilen verändert und damit den Erfordernissen der Praxis
erst wirklich angepasst. Dabei spielt es zunächst noch keine Rolle,
dass nicht alle in dieser Arbeit vorgestellten Konzepte vollständig
bzw. manche nicht genau wie hier beschrieben implementiert sind.

Zu Beginn der Arbeit wurde das durch die medizinische Anwendung
vorgegebene Umfeld beschrieben und einige Entwicklungsziele
genannt. Im Wesentlichen waren dies (vgl. Abb. 1), eine hohe Austauschbarkeit für viele unterschiedliche Anwendungen und die Anpassung an verschiedenartige Benutzergruppen zu gewährleisten.

Die Anpassung an die Benutzergruppen wurde durch eine Hierarchie
von Ausführungsebenen erreicht. Wenn man einmal davon ausgeht, dass
wahrscheinlich nur die Systemprogrammierer oder aktiven Anwendungsprogrammierer die eigentliche Dialogsprache XDL verwenden werden,
so stehen für sie insgesamt vier Ebenen zur Verfügung
(vgl. Abb. 7):
       - die oberste String- oder Quelltextebene,
       - die Interpretation und
       - Compilation von Dialogprogrammen
       - und schliesslich ganz unten die SIMPL11-Implementierung-
         sebene, die eigentlich nicht mehr zum Dialog gehört.
Diese vier Ebenen werden von oben nach unten zunehmend effizienter,
verlieren dabei aber an Flexibilität. Insgesamt wird mit diesen

vier Ausführungsebenen ein sehr weites Spektrum von hoher Flexibilität bis zu höchster Effizienz abgedeckt.

<table>
<tr><td rowspan="1">Aktive

Sprach-Benutzer</td><td>o Stringebene

o Interpretative
  Prozedurebene

o Compilative
  Prozedurebene

o Implementieruns-
  ebene (SIMPL 11)</td></tr>
<tr><td>Passive

Benutzer</td><td>o Hierarchie von
  Menus

o Führung des Benutzers</td></tr>
</table>

Abb. 7

Die anderen, d.h. mehr passiven oder gelegentlichen Benutzer werden kaum die Dialogsprache selbst verwenden. Für sie kann man entweder eine Hierarchie von Menus erzeugen, durch die sie sich in einer konkreten Anwendung durchhangeln könne, oder aber man führt den Benutzer von vornherein vollständig mit Hilfe eines Protokollprogramms, so dass er keine Entscheidungen mehr zu treffen braucht.

Das heterogene Anwendungsspektrum ist duch die Zweiteilung der Sprachebenen zusammen mit dem Konzept der externen Daten und externen ausführbaren Objekten berücksichtigt. Natürlich müssen alle externen Prozeduren, sowohl für die Hardware-Steuerung als auch für die Verarbeitungsalgorithmen erst noch erzeugt werden, aber dies kann völlig unabhängig vom eigentlichen Systemkern erfolgen.

In der praktischen Erprobung zeigte sich, dass die Verbindung höherer Dialogsprachentechniken - realisiert in XDL -, mit dem Zugang zur Maschinenebene und der damit verbundenen Effizienz - realisiert in SIMPL11 - besonders wirksam ist. Aus einem unspezifischen Kernsystem kann so mit verhältnismässig geringem Aufwand ein hochspezifisches und im Detail komplexes Bildverarbeitungssystem aufgebaut werden. Ebenso konnte die Übertragbarkeit der Techniken auf andere, nicht unbedingt der Bildverarbeitung entstammende Anwendungen gezeigt werden. In der Praxis bewährte sich weiterhin das neu entwickelte Kommandokonzept. Indem man die Syntax von Kommandos innerhalb vorgegebener Grenzen auf Anwendungsebene definieren kann, lassen sich problemorientierte und benutzerfreundliche Kommandos erzeugen.

In der Stärke des Systems XDS - durch die Aufteilung in eine höhere und eine niedere Sprachebene - liegt gleichzeitig auch dessen Hauptnachteil begründet. Die hohe Maschinenabhängigkeit von SIMPL11 macht eine Übertragung des Sytems auf andere Hardwarearchitekturen sehr schwierig. Hier wären in Zukunft Überlegungen darüber anzustellen, wie die Maschinenabhängigkeit von SIMPL11 zu verringern wäre, ohne wesentlich an Effizienz einzubüssen. Bis auf kleine Teile könnte XDS dann maschinenunabhängig implementiert werden.

Ebenso ist es als Nachteil anzusehen, dass die in XDS erzielbare hohe Effizienz ausschliesslich auf SIMPL11 begründet ist und damit Experten mit Programmiererfahrung und Detailkenntnis der Maschine vorbehalten bleibt. Gelegentliche oder anwendungsorientierte Benutzer müssen von vornherein auf die höchstmögliche Effizienz verzichten oder gegebenenfalls einen Experten zu Rate ziehen.

Einige Schwierigkeiten stellten sich bei der Implementation von XDS auf Grund beschränkter Möglichkeiten der Rechnerarchitektur ein. Es war teilweise ein beträchtlicher Aufwand erforderlich, um die durch Hardware und Betriebssystem auferlegten Zwänge zu umgehen. Eine Maschine mit einer grösseren Wortlänge als Rechner der PDP11-Klasse und ein virtuelles System würden in dieser Hinsicht bessere Voraussetzungen für die Implementierung schaffen.

Zusammenfassend lässt sich sagen, dass die Verbindung höherer, problemorientierter Sprachelemente mit komfortablen Dialogeigenschaften dem Benutzer ein leistungsfähiges und flexibles Werkzeug in die Hand geben. Das zunächst noch unvollständige Kernsystem lässt sich relativ einfach an spezielle Anwendungen adaptieren. Die Hilfsmittel dazu liefern das Konzept der externen Objekte, ein flexibles und benutzerfreundliches Kommando-Konzept und nicht zuletzt eine hocheffiziente Implementierungssprache.

SYNTAX VON XDL

Die Syntax von XDL wird in BNF nach der von WIRTH (1978) angegebenen Notation beschrieben. Es gelten folgende Regeln:

  i) <u>Metasymbole:</u>

     / [ ] { } ( ) " :=

 ii) <u>Repetionen:</u>

     {a} := empty / a / aa / ...

iii) <u>Optionen:</u>

     [a] := empty / a

 iv) <u>Gruppierungen:</u>

     (a/b)c := ac / ab

  v) <u>Terminalsymbole:</u>

     Terminalsymbole werden zwischen zwei Apostrophe: "..." ein-
     geschlossen.

I.   KERN-DIALOGSYSTEM
      =================

A) Anweisungen:

```
XDL_Input          := ([Label] Action / Declaration) Comment /
                      Program_interrupt

Label              := Int_identifier ":"

Comment            := "//" {Character} CRLF

CRLF               := "CR" "LF"

Action             := Command {(";" / CRLF [Label]) Command}

Command            := Statement / Block

Block              := "BEGIN" {Action} "END"

Statement          := Expression / Control_statement / Proc_exec /
                      Command_exec / String_exec /
                      Spec_hardware_expr

Expression         := [Var_head] Unit [{Rest_of_expr}]

Rest_of_expr       := Mon_op / Dya_op Unit / Assign

Assign             := "=>" [Var_head] Component_variable

Var_head           := Type / Work_op

Work_op            := "^"

Unit               := Primary / "(" Expression ")" /
                      Nil_op

Primary            := Component_variable / Constant

Type               := Simple_type / Struct_type

Struct_type        := Identifier

Component_variable := (Identifier / Current_variable) [Index]

Current_Variable   := Simple_type Current_symbol /
                      Short_hand_current_symbol /
                      Struct_type Current_symbol Current_symbol

Current_symbol     := "$"
```

```
Identifier         := Int_identifier / Ext_identifier

Ext_identifier     := "%" Int_identifier

Int_identifier     := Letter {Letdig}

Letdig             := Letter / Digit


Index              := Simple_index / Struct_index / Image_index

Simple_index       := Array_index [Struct_index]

Array_index        := "[" Total_single {"," Total_single} "]"

Total_single       := "$" / Numeric_expr

Struct_index       := "." [Field_designator] [Index]

Field_designator := Int_identifier / "[" Numeric_expr "]"

Image_index        := "[" Frame_expr "]"

Frame_expr         := Expression

Numeric_expr       := Expression


Proc_exec          := Proc_call [Parm_list]

Mon_op             := Int_identifier / Appl-def-monadic

Dya_op             := Int_identifier / Pre_def_dyadic

Nil_op             := Int_identifier / Appl_def_niladic

Proc_call          := [Exec_op] Int_identifier

Exec_op            := "!"

Pre_def_dyadic     := Arith_dyadic / Cond_dyadic

Arith_dyadic       := "+" / "-" / "*" / "/" / "**"  /

Cond_dyadic        := "LT" / "LE" / "EQ" / "NE" / "GT" / "GE"
                      "AND" / "OR" / "NOT"

Parm_list          := "(" Parameter {"," Parameter} ")" /
                      "WITH" Key_parameter {"&&" Key_parameter}
```

```
Key_parameter      := Int_identifier "=" Parameter

Parameter          := Identifier / Expression

Command_exec       := Com_identifier C_parameter {"," C_parameter} /
                      Appl_def_comand

C_parameter        := Parameter /
                      Com_key "=" Expression /
                      Com_delim_string

Com_delim_string := Character {Character}

Com_key            := Int_identifier

Com_identifier   := Int_identifier

String_exec        := Exec_op String_expr /
                      String_expr Exec_op

String_expr        := Expression


Spec_hardware_expr := Video_memory_expr /
                      Lookup_table_expr

Video_memory_expr  := V_memory "=>" Component_variable
                      {Rest_of_expr} /
                      Expression "=>" V_memory /
                      V_memory {Mon_op}

Lookup_table_expr  := Numeric_expr "=>" Lookup_table

V_memory           := "%" "MEM" Array_index

Lookup_table       := "%" ("WRAM" / "CRAM")
```

B) DATEN

```
Simple_type        := "BOOL" / "CHAR" / "STRING" / "BYTE" /
                      "INT" / "REAL" / "FRAME" / "IMAGE" /
                      "SYMBOL" / "TYPE" / "FILE" / "PROC"

Short_hand_current_symbol := BO$$ / C$$ / S$$ / B$$ /
                      IN$$ / R$$ / SY$$ / T$$ / F$$ / FR$$ /
                      I$$ / P$$

Constant           := Bool_const / Char_const / String_const /
                      Byte_const / Int_const / Real_const /
                      Frame_const / Symbol_const / Type_const /
                      File_const / Current_symbol

Bool_const         := "TRUE" / "FALSE"

Char_const         := " " " Character

String_const       := " ´" Character {Character} " ´"

Byte_const         := [Sign] Integer_number

Int_const          := [Sign] Integer_number

Real_const         := [Sign] Real_number

Sign               := "+" / "-"

Integer_number     := digit {digit}

Real_number        := [Integer_number] Real_part

Real_part          := Fraction / Exponent /
                      Fraction Exponent

Fraction           := "." Integer_number

Exponent           := "E" [Sign] Integer_number

Frame_const        := "FRAME" ":" Frame_axis {"," Frame_axis}

Frame_axis         := [Orientation "="] Axis_extension

Orientation        := "%" ("X" / "Y" / "Z")

Axis_extension     := I_const ["_" I_const] /
                      Current_symbol

I_const            := Int_const / Byte_const
```

```
Symbol_const      := "SYMBOL" ":" Int_identifier

Type_const        := Type

File_const        := Device    ":" [File_name] /
                     [Device] ":" File_name

Device            := "RK" / "SY" / "RF" / "TV" / ...

File_name         := Int_identifier ["." Extension]

Extension         := Letdig / Letdig Letdig /
                     Letdig Letdig Letdig
```

C) Kontrollstrukturen

```
Control_statement := For / While / Repeat / Loop /
                     If  / Docase / Goto / Return

For               := "FOR" Numeric_expr For_control

For_control       := ("UPTO" / "DOWNTO") Numeric_expr "DO" Action

While             := "WHILE" Condition "DO" Action

Repeat            := "REPEAT" Action "UNTIL" Condition

Loop              := "LOOP" [Loc_variables] "IN" Set_variables
                     "DO" Action

Loc_variables     := Int_identifier {"," Int_identifier}

Set_variables     := Identifier {"," Identifier}

If                := If_statement [Else]

If_statement      := "IF" Condition "THEN" Action

Else              := "ELSE" Action

Docase            := "DOCASE" {If_statement} [ELSE] "ODCASE"

Condition         := Bool_expr

Bool_expr         := Expression
```

```
Goto                := "GO" Label_identifier

Return              := "RETURN" [Expression]

Label_identifier := Int_identifier
```


D) Deklarationen

```
Declaration         := Data_decl / Proc_decl / Command_decl

Data_decl           := "DECL" Decl_elem {"," Decl_elem} "END" /
                       "STRUCT" Int_identifier ":" Struct_elem
                       {"," Struct_elem} "END"

Decl_elem           := Decl_atom {"," Decl_atom} ":" Type ["IMAGE"]

Struct_elem         := Struct_atom {"," Struct_atom} ":" Type ["IMAGE"]

Decl_atom           := Int_identifier [Range] ["=" Initial ","]

Struct_atom         := Field_ident [Range]

Field_ident         := Int_identifier

Range               := "[" (Numeric_expr {"," Numeric_expr} /
                       Frame_expr) "]"

Initial             := Expression


Proc_decl           := "PROC" [Result] Proc_name
                       ["(" Proc_parm {"," Proc_parm} ")"]
                       [":" X_ref]

Proc_parm           := P_parm {"," P_parm} ":" Parm_type

P_parm              := Int_identifier ["=" Default]

Default             := Expression

Result              := Type / Var_type

Parm_type           := Type / Var_type / "<" Type {"," Type} ">"

Var_type            := "<" Int_identifier ">"
```

```
Proc_name          := Int_identifier

X_ref              := Int_identifier


Command_decl       := "COMMAND" Com_name "(" Com_list ")"
                      [":" X_ref]

Com_list           := C_list ["," C_list]

C_list             := List_item /
                      "[" Com_list "]" /
                      "|" Com_list "|"

List_item          := Selection / C_parm

Selection          := Alternative {"OR" Alternative}

Alternative        := "BEGIN" C_parm {"," C_parm} "END"

C_parm             := Proc_parm / Delimiter

Delimiter          := "/" D_parm "=" String_const
                      {"OR" String_const} "/"

Com_name           := Int_identifier

D_parm             := Int_identifier
```

II.   ANWENDUNGS-SYSTEM
      =================


```
Appl_def_monadic := Bool_monadic / Type_monadic /
                    Length_monadic / Else_monadic

Bool_monadic     := "ISDEF" / "ISCDON" / "ISPICK"

Type_mondadic    := "ISTYPE"

Length_monadic   := "OBJLGT" / "SIZE"

Else_monadic     := "LOAD" [File_prim] /
                    "RESUME" [File_prim] /
                    "EDIT" (String_var / Proc_identifier)

File_prim        := Primary

String_var       := Component_variable

Proc_identifier := Int_identifier


Appl_def_niladic := "TBAL" / "PICK" / "DOPICK" /
                    "GETFRM" / ...


Appl_def_command := Save / Ask / Print / Read /
                    Clock / Prokol /
                    Move / Line / Dot / Show / Clear
                    Ink / Dmenu / Dtouch / Fkey /
                    Ffix / Track / ...

Save             := "SAVE" Sav_obj {"," Sav_obj}

Sav_obj          := (Cp_list / "ALL" [Type]) ["TO" File_prim]

Cp_list          := Parameter {"," Parameter}

Ask              := "ASK" (Cp_list / "ALL" [Type] /
                    "ERROR" Numeric_expr / "HELP" )

Print            := "PRINT" [File_prim] Cp_list

Read             := "READ" [File_prim] Cp_list

Clock            := "CLOCK" ["ON" / "OFF"] ["UP" / "DOWN"]
                    Frequ Rate Use

Frequ            := Numeric_expr

Rate             := Numeric_expr
```

```
Use              := Proc_identifier

Prokol           := "PROKOL" ("ON" / "OFF") [File_prim]

Move             := "MOVE" [Ds] ["TO"] Point

Line             := "LINE" [Ds] ["TO"] Point

Dot              := "DOT" [Ds] ["AT"] Point

Show             := "SHOW" [Ds] Cp_list ["AT"] Point

Point            := X Y

X                := Total_single

Y                := Total_single

Clear            := "CLEAR" [Ds]

Ds               := "RF" / "TV"

Ink              := "INK" ["ON" / "OFF"]

Dmenu            := "DMENU" [Ds] Cp_list

Dtouch           := "DTOUCH" Cp_list

Fkey             := "FKEY" Char_prim "->" String_var

Char_prim        := Primary

String_var       := Component_variable

Ffix             := "FFIX" [Ds]

Track            := "TRACK" [Ds] [Speed]
                    "USE" [("HORIZ" / "VERT")] Proc_identifier

Speed            := Numeric_expr
```

LITERATURVERZEICHNIS
=====================

BEECH,D. (ed.): "Command Language Directions." Proc. of the IFIP
        TC2.7 Working Conference on Command Languages,
        Berchtesgaden 1979, North Holland - Amsterdam, 1980 a

BEECH,D.: "What is a Command Language?" in: BEECH.D.(ed.):
        Command Language Directions, 7-31, North Holland -
        Amsterdam, 1980 b

BLASER,A., SCHAUER,U.: "Interactive Programming and Problem
        Solving Systems for Application Specialists without
        DP-Training." in: Kupka,I. (ed.): Techiken des Dialogs,
        Berichte zur praktischen Informatik, Carl Hanser
        Verlag, 10:57-71, 1978

BÖHM,M., NICOLAE,G.C., HÖHNE,K.H.: "Advanced Hardware and
        Software Tools for Analysis of Multitemporal Images in
        a Clinical Environment." Proc. of MIE 79, Lecture Notes
        in Medical Informatics, Springer-Verlag, Berlin,
        Heidelberg, New York, 5:445-551, 1979

BOLC,L., KULPA,Z. (eds.): "Digital Image Processing Systems."
        Springer-Verlag, Berlin, Heidelberg, New York, 1981

CHRISTENSEN,C. and SHAW,C.J., (eds.): "Proc. of Extensible
        Languages Symposium." SIGPLAN Notices, August 1969

CLIMIS,T.E.: "Interactive Systems - Overview." Lecture Notes in
        Computer Science, Interactive Systems, 49:1-11,
        Springer-Verlag, Berlin, Heidelberg, New York, 1976

ERICKSON,J., WILSON,S.: "Interactive Image Manipulative System
        and Image Manipulative Extension to High Level
        Languages for Use by Non-Computer Oriented Personnel."
        Proc. of 2nd Symp. on Sharing of Computer Programs and
        Technology in Nuclear Medicine, Oak Ridge,
        Tennesee,15-25, 1972

ESSIG,H.: "BENUTZERFREUNDLICHKEIT / BENUTZERAKZEPTANZ Zur
        Situation eines interdisziplinären Forschungsgebietes."
        Informatik Fachbericht, Hamburg IFI-HH-B-65/79, 1979

GAMMA11: Operator´s Guide, Order No. DEC-11-MGOGA-A-D, Digital
        Equipment Corporation, Maynard Massachusetts, 1976

GERSTMANN,H., HOFFMANN,H.-J.: "Programmierung digitaler
        Datenverarbeitungssyteme." in: Steinbuch,K., Weber,W.
        (eds.): Taschenbuch der Informatik, Band II, Struktur
        und Programmierung von EDV-Systemen, Springer-Verlag,
        Berlin, Heidelberg, New York, 1974

GRAM,C., HERTWECK,F.: "Command Languages: Design Considerations
        and Basic Concepts." in: UNGER.C.(ed.):
        Command-Languages, 43-69, North Holland - Amsterdam,
        1975

GREENES,R.A., PAPPALARDO,A.N., MARBLE,C.W., and BARNETT,G.O.: "A
        System for Clinical Data Management." Proc. AFIPS FJCC,
        297-305, 1969 a

GREENES,R.A., PAPPALARDO,A.N., MARBLE,C.W., and BARNETT,G.O.:
        "Design and Implementation of a Clinical Data
        Management System." Computers and Biomedical Research,
        2:469-485, 1969 b

GRIES,D.: "Some Comments on Programming Language Design." in:
        Schneider,H.-J. und Nagl,M. (eds.):
        Pgrogrammiersprachen Fachtagung,
        Informatik-Fachberichte, 1:235-252, Springer-Verlag,
        Berlin, Heidelberg, New York, 1976

GRIES,D. and GEHANI,N.: "Some Ideas on Data Types in High-level
        Languages." Comm. ACM, 20:414-420, 1977

GRIFFITHS,M.: LL(1) Grammars and Analysis." in: Bauer,F.L.,
        Eickel,J. (eds.): Compiler Construction, 57-84,
        Springer, Berlin, Heidelberg, New York 1974

HARDGRAVE,W.T.: "Positional Versus Keyword Parameter
        Communication in Programming Languages." SIGPLAN
        Notices 11:5, 52-58, 1976

HARTMAN,F.: "What could and should doctors learn from their
        experiences with computers in Medicine." in:
        Anderson,J., Forsythe,J.M. (eds.): MEDINFO 74,
        1155-1170, North-Holland, 1974

HARTMAN,F.: "Elemente der ärztlichen Erkenntnisprozesse." in:
        Reichertz.P.L., Goos,G. (eds.): Informatics and
        Medicine, an advanced course, 390-418, Springer,
        Heidelberg, 1977

HOARE,C.A.R.: "Hints on Programming Language Design." Stanford,
        MEMO AIM-224 STAN-CS-73-403, 1973

HÖHNE,K.H., LIPPS,H., PFEIFFER,G., EBENRITTER,W., SCHNEIDER,C., MONTZ,R., NOVAK,D.: "ISAAC - Ein System für die interaktive Szintigramm- Aufnahme und -Auswertung mit einem Computer." DESY - Bericht DV 73/1, 1973

HÖHNE,K.H., PFEIFFER,G.: "The Role of the Physician-computer Interaction in the Analysis of Scintigraphic Data." Meth. Inform. Med. 13:65-70, 1974

HÖHNE,K.H.: "Ein Modell für die integrierte Verarbeitung von Information aus verschiedenartigen Bereichen eines Universitätskrankenhauses." DESY - Bericht DV-75/1, 1975

HÖHNE,K.H., NICOLAE,G., PFEIFFER,G., DIX,W.R., EBENRITTER,W., NOVAK,D., BÖHM,M.,SONNE,B., BÜCHELER,E.: "An interactive System for Clinical Application of Angiodensitometry." in: Nagel,H.-N. (ed.) : Digital Image Processing, GI/NTG Fachtagung, 8:232-243, Springer, Heidelberg, 1977

HÖHNE,K.H., BÖHM,M., ERBÉ,W., NICOLAE,G.C., PFEIFFER,G., SONNE,B.: "Computer Angiography - A New Tool for X-Ray Functional Diagnostics." Med. Progr. Technol. 6:23, 1978

HOFFMANN,H.J.: "Betrachtungen zum Entwurf interaktiver Systeme." Lecture Notes in Computer Science, Interactive Systems, 49:38-91, Springer-Verlag, Berlin, Heidelberg, New York, 1976

KAHRS,M.: "Implementation of an Interactive Programming System." SIGPLAN Notices, vol.14, no. 8, 76-82, 1979

KAIHARA,S., NATARAJAN,T.K., MAYNARD,C.D., WAGNER,H.N. (Jr.): "Construction of a functional Image from spatially localized rate constants obtained from serial camera and rectilinear scanner data." Radiology 93:1345, 1969

KLERER,M. and REINFELDS,J. (eds.) : "Interactive Systems for Experimental Applied Mathematics." Academic press, New York and London, 1968

KOSTER,C.H.A.: "Using the CDL Compiler-Compiler." in: Bauer,F.L., Eickel,J. (eds.): Compiler Construction, an Advanced Course, Springer-Verlag, Berlin, Heidelberg, New York, 21:366-426, 1974

KRUSE,B.: "Design and Implementation of a Picture Processor."
PH.D. thesis, Linkoeping Studies in Science and
Technology, No 13, 1977

KUPKA,I.: "Zur Characterisierung von Dialogsprachen." GI - 3.
Jahrestagung Hamburg, 168-177, Springer, Berlin,
Heidelberg, New York, 1973

KUPKA,I., WILSING,N.: "Dialogsprachen." Teubner Studienbücher
Informatik, Bd.32, 1975

KUPKA,I.: "Conversational Languages and Structured Interactive
Programming." in: Aguilar,R. (ed.): Formal Languages
and Programming, North-Holland, 43-64, 1976

LATTERMANN,D.: "APL - A Tool for Personalized Computing." Lecture
Notes in Computer Science, Interactive Systems,
49:177-192, Springer-Verlag, Berlin, Heidelberg, New
York, 1976

LEHMANN,H., BLASER,A.: "Query Languages in Data Base Systems." GI
- 9. Jahrestagung Bonn, 64-80 Springer, Berlin,
Heidelberg, New york, 1979

LINE,B.R., JOHNSTON,G.S., and BAILEY,J.J.: "The Design and
Evaluation of a Command Processing System for
Scintigraphic Image Analysis." Proc. of the 5th
International Conference on Information Processing in
Medical Imaging, 456-467, Nashville (Tennesee), 1977

LUSTED,L.B.: "Clinical decision making." in: De Dombal,F.T.,
Gremy,F. (eds.): Decision making and medical care: can
information science help?, 77-99, North-Holland, 1976

MADSEN,J.: "CCL - A High-level Command Language."
Software-Practice and Experience, 9:25-30, 1979

MITCHELL,J.G., PERLIS,A.J. and VAN ZOEREN,H.R.: "LCC: A Language
for Conversational Computing." in: Klerer,M. and
Reinfelds,J. (eds.): Interactive Systems for
Experimental Applied Mathematics, 203-214, Academic
press, New York and London, 1968

MITCHELL,J.G.: "The Design and Construction of Flexible and
Efficient Interactive Programming Systems." Ph.D.,
Carnegie-Mellon University, Department of Comp.Science,
1970

NICOLAE,G.C. and HÖHNE,K.H.: "Multiprocessor System for the
          Real-Time Digital Processing of Video-Image Series."
          Elektron. Rechenanl. 21:171-183, 1979

NICOLAE,G.C., WENDT,S.: "Design of a Microprogrammed Video
          Display Processor for Real-Time Image Processing." in:
          Tiberghien,J., Carlstedt,G., Lewi,J. (eds.):
          Microprocessors and their Applications, North-Holland,
          359-367, Euromicro 1979

OBERQUELLE,H.: "Grundbegriffe zur Beschreibung von Dialogen und
          dialogfähigen Systmen." Informatik Fachbericht, Hamburg
          IFI-HH-B-28/76, 1976

OBERQUELLE,H.: "Objektorientierte Informationsverarbeitung als
          Grundlage benutzergerechten Editierens - Eine neue
          Sicht von Informationsverarbeitung und ihre Anwendung
          bei Problemlösen im Dialog." Diss. Fachbereich
          Informatik der Universität Hamburg, 1979

O´NEILL,J.T. (ed.): "MUMPS Language Standard." National Bureau of
          Standards Handbook 118, Washington, D.C., 1975

PAVLIDIS,T.: "Structural Pattern Recognition." Springer Series in
          Electrodynamics. Springer-Verlag, Berlin, Heidelberg,
          New York, 1977

PFEIFFER,G.: "SIMPL11, eine einfache Implementierungssprache für
          PDP11-Rechner." DESY Bericht DV 76/2, Hamburg, 1976

PFEIFFER,G.: "SIMPL11, eine System-Implementierungssprache für
          PDP11-Rechner." GI - 8. Jahrestagung
          (Kurzvortrag),Berlin, 1978

PRESTON,K.(Jr.), and ONOE,M. (eds.): "Digital Processing of
          Biomedical Images." Plenum Press, New York, 1976

PRESTON,K. (Jr.): "Image Manipulation Languages; a preliminary
          Survey." in: Gelsema,E.S., Kanal,L.N.: Pattern
          Recognition in Practice, Proc. of an International
          Workshop, Amsterdam, 21.-23. May 1980, North Holland -
          Amsterdam, 1980

PRETSCHNER,D.P.: "FORTRAN - Pflicht für Nuklearmediziner?" in:
          Şchmidt,H.A.E. (ed.): Nuklearmedizin, Stand und
          Zukunft, F.K.Schattauer Verlag, Stuttgart - New York,
          827-831, 1978

PRETSCHNER,D.P., FREIHORST,J., GLEITZ,C.-D., HUNDESHAGEN,H.:
          "201-Tl myocardial scintigraphy: a 3-dimensional model
          for the improved quantification of zones with decreased
          uptake." in: Inf. Proc. in Med. Imaging, INSERM,
          88:409-426, 1979 a

PRETSCHNER,D.P., FREIHORST,J., GLEITZ,C.-D., HUNDESHAGEN,H.: "A
          computer generated 3-D model of the left ventricle for
          quantification of myocardial morphology and function
          using radiopharmaceuticals." in: Computers in
          Cardiology, Genf, IEEE: 415-418, 1979 b

PRETSCHNER,D.P., PFEIFFER,G.: "Erzeugung einer Kommandosprache
          für nuklearmedizinische Signal- und Bildverarbeitung
          aus einem allgemeinen Dialogsystem." in:
          Pöppl,S.J.,Pretschner,D.P. (eds.): Systeme und
          Signalverarbeitung in der Nuklearmedizin,
          Frühjahrstagung der GMDS, München, 21.-23. März 1980,
          Springer-Verlag, Berlin, Heidelberg, New York, 187-204,
          1981

REICHERTZ,P.L.: "Auswirkungen der elektronischen
          Datenverarbeitung auf die Struktur der Medizin."
          Arzneim. Forsch. 21:173-181, 1971

REICHERTZ,P.L.: "Medizinische Informatik. Aufgabe, Wege und
          Bedeutung." IBM Nachrichten, 23:567-576, Heft 215, 1973

REICHERTZ,P.L.: "Computer aided medical practice oriented towards
          diagnosis." in: Shires,D.B., Wolf,H. (eds.): MEDINFO
          77, 191-198, North-Holland, 1977

RICHARDS,M.: "BCPL: A tool for compiler writing and system
          programming." Proc. AFIPS SJCC, 557-566, 1969

ROHLFING, H.: "Partielle Übersetzung im Dialog." in: Kupka,I.
          (ed.): Techniken des Dialogs, Berichte zur praktischen
          Informatik, Carl Hanser Verlag, 10:73-84, 1978

ROHLFING,H.: "Programmentwicklung im Dialog." Diss., Fak. f.
          Informatik, Karlsruhe, Bericht 1/76, 1976

ROSENFELD,A.: "Picture Processing by Computer." Academic Press,
          New York, 1969

ROSENFELD,A.: "Digital Image Processing and Recognition." in:
          Nagel,H.-N. (ed.) : Digital Image Processing, GI/NTG
          Fachtagung, 8:1-11, Springer, Heidelberg, 1977

SAMELSON,K.: "Entwicklungslinien in der Informatik." GI -
          8.Jahrestagung Berlin, Springer, Berlin, Heidelberg,
          New york, 1978

SANDEWALL,E.: "Programming in the Interactive Environment: The
        LISP Experience." ACM Comp. Surveys, 10:35-71, 1978

SANTO,H.: "Vergleich niederer Programmiersprachen." GI-Bericht 4,
        362-373, 2. Fachtagung über Programmiersprachen,
        Saarbrücken, Springer-Verlag, Berlin, Heidelberg, New
        York, 1972

SCHMID,H.A.: "Zur Struktur von Dialogsystemen." Diss., Fak. f.
        Informatik, Karlsruhe, Bericht 8/74, 1974

SCHUMAN,S., (ed.): "Proceedins of the International Symposium on
        Extensible Languages." SIGPLAN Notices, December 1971

SEEGMÜLLER,G.: "Design Considerations for New Programming
        Languages." Lecture Notes in Computer Science,
        Interactive Systems, 49:22-37, Springer-Verlag, Berlin,
        Heidelberg, New York, 1976

SHAW,M., WULF,W.A., LONDON,R.L.: " Abstraction and Verification
        in Alphard: Defining and Specifying Iteration and
        Generators." CACM, 20:8,553-564, 1977

SHAW,M., WULF,Wm.A.: " Toward Relaxing Assumptions in Languages
        and Their Implementations." SIGPLAN Notices 15:3,45-61,
        1980

SHAW,J.C.: "JOSS: a Designer's View of an Experimental On-Line
        Computing System." Proc. AFIPS, 30:455-464, 1967

SMITH,J.W.: "JOSS II: Design Philosophy." Ann.Rev.Aut.Progr.,
        6:183-256, 1970

SOLNTSEFF,N., and YEZERSKI,A.: "A Survey of Extensible
        Programming Languages." Ann.Rev. in Aut.Progr.,
        7:267-307, 1974

STANDISH,T.A.: "Extensibility in programming language design."
        AFIPS, Proc. National Computer Conference 287-290, 1975

SVEINSDOTTIR,E., SCHOMACKER,T. and LASSEN,N.A.: "Interactive
        Handling of Regional Cerebral Blood Flow Data Using a
        Macrolanguage." Proc. of the 4th International
        Conference on Information Processing in Scintigraphy,
        Orsay, 221-232, 1975

TODD-POKROPEK,A.E., PLUMMER,D., PIZER,S.M.: "Modularity and
        Command Languages in Medical Computing." Proc. of the
        5th International Conference on Information Processing
        in Medical Imaging, 426-455, Nashville (Tennesee), 1977

UNGER,C.(ed.): "COMMAND - LANGUAGES." IFIP Working Conference on
        Command Languages, Lund 1974, North Holland -
        Amsterdam, 1975

VAN DER POEL,W.L., MAARSEN,L.A. (eds.): "Machine Oriented Higher
        Level Languages." IFIP Working Conference on Machine
        Oriented Higher Level Languages, Trondheim (Norway),
        North Holland - Amsterdam, 1974

WAGNER,G., KÖHLER,C.O. (eds.): "Interaktive Datenverarbeitung in
        der Medizin." F.K.Schattauer Verlag, Stuttgart - New
        York, 1976

WASSERMAN,A.I., SHERERTZ,D.D.: "A Balanced View of MUMPS."
        SIGPLAN Notices, vol.11, no.4, 16-26, Apr. 1976

WINGERT,F.: "Medizinische Informatik." Leitfäden der angewandten
        Informatik, Stuttgart, Teubner, 1979

WIRTH,N.: "PL360, A Programming Language for the 360 Computers."
        Journal of ACM, 15:37-74, 1968

WIRTH,N.: "What Can We Do about the Unnecessary Diversity of
        Notation for Syntactic Definitions." Comm. ACM,
        20:822-823, 1978

WÖLLMER,W.: "Untersuchung der Spektren von Radioisotopen mit der
        Gamma-Kamera für die Anwendung in der
        Doppelnuklid-Szinitgraphie der Bauchspeicheldrüse."
        Diplomarbeit Hamburg, 1976